Zöpfe, Twists & Knoten

MELISSA COOK

35 stylische Frisuren
Schritt für Schritt erklärt

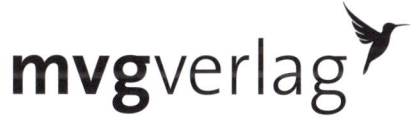

mvgverlag

WIDMUNG

*Für meine Familie, die mich immer unterstützt und mir Mut
macht, alle meine Träume auch in die Tat umzusetzen.*

Bibliografische Information der Deutschen Nationalbibliothek:
Die Deutsche Nationalbibliothek verzeichnet diese Publikation in der Deutschen Nationalbibliografie;
detaillierte bibliografische Daten sind im Internet über http://d-nb.de abrufbar.

Für Fragen und Anregungen
info@mvg-verlag.de

3. Auflage 2022
© 2016 by mvg Verlag, ein Imprint der Münchner Verlagsgruppe GmbH,
Türkenstraße 89
80799 München
Tel.: 089 651285-0
Fax: 089 652096

Copyright der Originalausgabe © 2015 by Melissa Cook
Die amerikanische Originalausgabe erschien 2015 bei Adams Media,
a division of F+W Media, Inc. unter dem Titel *DIY Updos, Knots & Twists*.

Übersetzung: Wiebke Krabbe
Redaktion und Satz: bookwise GmbH, München
Umschlaggestaltung: Stephanie Hannus
Fotografie: Melissa Cook
Druck: Firmengruppe APPL, aprinta Druck, Wemding
Printed in Germany

ISBN Print 978-3-86882-702-6
ISBN E-Book (PDF) 978-3-86415-981-7
ISBN E-Book (EPUB, Mobi) 978-3-86415-982-4

Weitere Informationen zum Verlag finden Sie unter
www.mvg-verlag.de
Beachten Sie auch unsere weiteren Verlage unter www.m-vg.de

Inhalt

Vorwort. 4

KAPITEL 1:
Tipps & Tricks:
Die Grundlagen. 5

KAPITEL 2:
Hohe & mittelhohe Knoten 14
Donut-Knoten. 15
Gedrehter Knoten. 18
Bauschiger Knoten. 21
Knoten mit Kordeln 24
Endlos-Knoten 28

KAPITEL 3:
Tiefe Knoten. 31
Gedrehter Drilling. 32
Umwickelter Halbknoten. 36
Geflochtener Kordelknoten 40
Vielfach geknotet. 43
Verschlungen 47
Doppelt gewickelt 51
Kleiner Einschlagknoten 55
Schnelle Schlaufe. 58
Schnell gedreht 61
Elegante Schnecke 64

KAPITEL 4:
Flechtfrisuren 67
Bauernzopf & Knoten. 68
Geflochten & verschlungen 72
Flämisch geflochten 76
Knoten & Seitenzöpfe 80
Zopfschnecke. 84
Knoten & Ährenzopf 87
Seitenknoten mit Zopf 93

KAPITEL 5:
Geknotet, gedreht & verschlungen...96
Einschlag mit gedrehtem Zopf 97
Klassischer Einschlag. 102
Knoten en masse 105
Twists & Knoten 108
Gedrehtes Stirnband 112
Total verknotet. 115
Knoten-Trio 118
Einschlag mit Stirnband 121
Rundum-Rolle. 124
Falscher Bob 127
Gebändigt 130
Umwickelter Pferdeschwanz 133
Pferdeschwanz mit Twists 136

Register 140

Vorwort

Ist es dir einerseits auch allmählich zu langweilig, die Haare einfach zum Pferdeschwanz zusammenzubinden, wenn du das Gesicht frei haben möchtest? Findest du andererseits aber, dass raffinierte Hochsteckfrisuren für den Alltag zu kompliziert sind?

Das muss nicht sein! Mit diesem Buch kannst du lernen, jeden Tag anders auszusehen. Entdecke über 30 interessante Frisuren, darunter Varianten mit gezwirbelten Haarsträhnen wie der Knoten mit Kordeln in Kapitel 2, raffinierte Mehrfach-Knoten in Kapitel 3 oder Kombinationen wie der Knoten mit Ährenzopf in Kapitel 4 bis hin zu schnellen, ganz einfachen Styles wie dem umwickelten Pferdeschwanz in Kapitel 5. Außerdem erfährst du im ersten Kapitel Grundsätzliches zu den Hilfsmitteln, die du für Hochsteckfrisuren benötigst, und zu wichtigen Styling-Techniken, zum Beispiel wie sich durch Toupieren das Haarvolumen vergrößern lässt oder wie du perfekte Locken erhälst.

Wie gelingen nun all diese wunderschönen Frisuren? Ich werde oft gefragt, ob mir das Talent dazu praktisch in die Wiege gelegt wurde oder ob vielleicht meine Haare besonders dafür geeignet sind. Nichts davon trifft zu. Das Zauberwort heißt hier einfach Übung, Übung und noch einmal Übung. Je öfter du diese Hochsteckfrisuren übst, desto leichter werden sie dir von der Hand gehen. Lies die Anleitungen am besten zuerst einmal ganz durch und befolge dann die einzelnen Schritte. Kontrolliere die Ergebnisse im Spiegel. Du wirst staunen, wie schnell dir tolle Frisuren gelingen. Ganz egal ob du dickes oder dünnes, glattes oder lockiges Haar hast: Die Frisuren in diesem Buch wirst du garantiert im Handumdrehen beherrschen. Dann kannst du deinen Freundinnen zeigen, wie es geht.

Mit diesem Buch möchte ich dir eine ganz andere Seite deiner Haare zeigen und dich dazu inspirieren, öfter einmal Neues mit ihnen auszuprobieren. Es soll dir außerdem helfen, deine Styling-Techniken zu trainieren, denn so wirst du immer neue Möglichkeiten entdecken und dir vielleicht auch selbst attraktive und ungewöhnliche Frisuren ausdenken. Vor allem aber möchte ich dich ermutigen, deine Haare so zu lieben, wie sie sind – so wie auch ich gelernt habe, meine Haare zu lieben.

KAPITEL 1

Tipps & Tricks: Die Grundlagen

Raffinierte Hochsteckfrisuren erfordern etwas Übung, aber mit einigen Tricks wird es gleich viel einfacher. In diesem Kapitel lernst du Grundtechniken kennen, die du immer wieder brauchen wirst, beispielsweise das Toupieren oder das Stylen von Locken. Du erfährst, ob Kamm oder Bürste das optimale Werkzeug sind, ob Haargummis oder Haarnadeln deiner Hochsteckfrisur den besseren Halt geben und mit welchem Haarspray du das fertige Kunstwerk am besten fixierst. Mit diesem Grundwissen bist du gut gerüstet und kannst deine Hochsteckfrisuren voller Selbstbewusstsein tragen.

Zubehör

Hier erfährst du, welche Hilfsmittel du benötigst, damit dir die Hochsteckfrisuren in diesem Buch leicht gelingen, sie perfekt sitzen und auch zuverlässig halten.

» **Weitzinkiger Kamm:** zum Glätten und Entwirren von nassen und trockenen Haaren. Der Kamm mit großen Lücken zwischen den Zinken eignet sich für glattes und lockiges Haar jeder Länge.

» **Paddle Brush:** eine breite, flache Bürste mit weichen Borsten. Sie ist sehr nützlich, um mittellanges bis langes Haar zu glätten und widerspenstige Strähnen zu bändigen. Sie eignet sich für lockiges, welliges und krauses Haar, durchdringt auch füllige Haare und massiert die Kopfhaut behutsam.

» **Toupierbürste:** eine schmale Bürste zum Toupieren der Haare. Mehr darüber findest du im Abschnitt »Techniken« ab Seite 9.

» **Zopfgummis:** mit Textilfasern ummantelte Gummibänder mit ca. 5 cm Ø. Sie eignen sich für alle Haartypen, aber besonders gut für dichte, dicke, lockige oder krause Haare. Die Gummis sind in verschiedenen Farben in Drogeriemärkten erhältlich. Gummis ohne Metallteile sind besonders schonend für die Haare.

» **Transparente Haargummis:** mehrmals verwendbare Gummibänder mit 1–2 cm Ø zum Abbinden dünner Haarsträhnen. Diese Gummis eignen sich vor allem, um die Enden von Zöpfen oder gedrehten Strähnen zu sichern, um dünne Partien abzuteilen oder Teile der Frisur möglichst unauffällig zu fixieren. Sie sind in gut sortierten Drogeriemärkten zu finden.

» **Haarklemmen:** Klemmen von ca. 5 cm Länge aus biegsamem Metall. Ihre beiden Arme werden leicht gespreizt und so über eine kleine Haarpartie geschoben, dass ihre Krümmung der Wölbung des Kopfes entspricht.

» **Haar-Donut:** ein flexibles, ringförmiges Kissen, das Knotenfrisuren Form und Volumen gibt. Die Kissen eignen sich für alle Haartypen und sind in verschiedenen Farben erhältlich.

» **Elastisches Stirnband:** ein flexibles Band, meist mit Stoff ummantelt, mit 15–18 cm Ø. Es wird verwendet, um die Haare aus dem Gesicht zu halten.

» **Haarclips:** leichte Metallclips mit Feder. Sie sind erhältlich in verschiedenen Längen von 5–10 cm und werden zum provisorischen Festhalten von Haarpartien verwendet.

» **Haarspray für flexiblen Halt:** fixiert die Frisur, lässt sie aber weich und natürlich aussehen. Dieses Spray ist ideal für Locken, die locker fallen sollen. Die Haare werden fixiert, aber nicht steif. Das Spray eignet sich gut für den täglichen Gebrauch. Am besten die gesamte Frisur 3–4 Sekunden lang damit einsprühen.

» **Haarspray für mittleren Halt:** fixiert stärker als Spray für flexiblen Halt, lässt aber, wenn es sparsam verwendet wird, noch Bewegung zu. Es eignet sich für lockere Hochsteckfrisuren oder Styles, bei denen nur ein Teil der Haare hochgesteckt wird, während der andere Teil herabhängt.

» **Haarspray für starken Halt:** wegen der starken Fixierwirkung vor allem für komplexe, dramatische Hochsteckfrisuren geeignet. Es hält jede Strähne dauerhaft am vorgesehenen Platz.

Diese Hilfsmittel bilden die Grundausstattung, die du jeden Tag für wunderschöne, gut sitzende und lange haltende Hochsteckfrisuren benötigst.

Nützliche Extras

Ein professionelles Haarstyling erfordert immer etwas Übung, aber mit dem richtigen Zubehör wird es gleich einfacher. Die folgenden Hilfsmittel brauchst du nicht jeden Tag, aber sie können sehr nützlich sein. Jedes dieser Produkte wird sparsam verwendet, etwa in erbsen- bis kirschgroßen Portionen. Nimm bei Bedarf lieber später noch etwas mehr davon – das ist viel einfacher, als allzu großzügig aufgetragene Styling-Produkte wieder zu entfernen.

» **Wachsspray:** nicht fettendes Spray, das die Haare fixiert, ohne dass sie die Geschmeidigkeit verlieren. Ideal für kurze oder abgebrochene Haare (vor allem am Scheitel), die zum Abstehen neigen. Verleiht seidigen Glanz, kann aber bei zu reichlicher Anwendung die Haare beschweren. Sparsam sprühen, dabei einen Abstand von ca. 30 cm einhalten.

» **Haarwachs:** wachsartige Paste, die das Haar glänzen lässt und krauses Haar glättet. Perfekt, um kurzen Haaren Stand zu geben. Für Hochsteckfrisuren eine erbsengroße Portion zwischen Daumen und Zeigefinger verreiben und dann in einzelnen Strähnen verteilen, um sie in Form zu bringen oder um sie an einer bestimmten Stelle zu fixieren.

» **Glanzserum:** Pflegefluid, das vor dem Frisieren in die feuchten Haarspitzen einmassiert wird. Es verhindert, dass die Haare spröde werden, glättet sie und gibt ihnen einen schönen Glanz.

» **Haaröl:** leichtes Öl, das die Haare nachhaltig pflegt. Es kann mit einer Bürste in der unteren Hälfte der Haare verteilt werden und braucht nicht ausgespült zu werden. Nicht auf die Kopfhaut oder im Bereich der Haarwurzeln auftragen, sonst liegen die Haare platt am Kopf und sehen fettig aus. Für langes Haar genügt eine kirschgroße Menge, für kurzes Haar nimmst du entsprechend weniger.

» **Trockenshampoo:** ein Produkt, das Fett von der Kopfhaut aufsaugt. Es lässt die Haare frisch und duftig aussehen und ist praktisch, um die Zeit zwischen den Haarwäschen zu überbrücken. Trockenshampoo ist als Pulver, Flüssigkeit im Pumpzerstäuber oder in Sprühdosen erhältlich.

» **Hitzeschutzserum:** nicht fettendes Spray, das die Haare vor Hitzeschäden – beispielsweise durch Föhn, Lockenstab oder Glätteisen – schützt. Es wird vor dem Föhnen von den Wurzeln bis zu den Spitzen auf das feuchte Haar aufgetragen. Anschließend vor dem Stylen noch einmal auf das trockene Haar sprühen, um Schäden durch beheizbare Styling-Werkzeuge zu verringern.

» **kleiner Lockenstab (2,5 cm Ø):** für relativ kleine, klar definierte Locken. Dieses Werkzeug eignet sich vor allem für kurze bis mittellange Haare.

» **großer Lockenstab (3,5–4 cm Ø):** für lockere, großzügig und weich fallende Wellen.

» **Glätteisen:** ein beheizbares Werkzeug zum Glätten von Locken, Wellen und krausen Haaren. Es eignet sich auch, um widerspenstige Haare zu bändigen oder glatten Haaren einen schönen Glanz zu geben.

Mit diesem Zubehör und etwas Übung werden dir alle Frisuren in diesem Buch mühelos gelingen.

Techniken

Auf den folgenden Seiten lernst du einige wichtige Grundtechniken kennen, mit denen Hochsteckfrisuren perfekt gelingen. Du benötigst diese Techniken für die meisten Frisuren in diesem Buch. Blättere bei Bedarf ruhig zurück!

Toupieren

Jede Frisur bekommt mehr Volumen, wenn du die Haare vor dem Stylen toupierst.

1. Teile dafür in der Mitte des Oberkopfs eine 2,5 cm breite Strähne ab und halte sie so, dass die Haare im rechten Winkel zur Kopfhaut stehen. Die Bürste etwa in der Mitte der Strähne ansetzen und vorsichtig zur Kopfhaut hin bewegen. Drei- bis viermal wiederholen, bis ein Großteil der Haare toupiert ist.

2. Nun die Strähne am Haaransatz gleichmäßig etwa eine Sekunde lang mit Haarspray für mittleren Halt einsprühen. Die Strähne entgegen der Wuchsrichtung legen (die Spitzen zeigen zur Stirn oder zum Gesicht), bis das Spray trocken ist. Inzwischen kannst du eine andere Strähne toupieren.

3. Mit zwei bis drei weiteren Strähnen ebenso verfahren, bis alle Haare am Oberkopf toupiert sind.

4. Die toupierten Strähnen vorsichtig wieder in ihre normale Position (zum Hinterkopf) legen. Die oberen Haare mit einem Kamm behutsam glätten, damit die toupierten unteren Haare unter einer Lage glatter Haare versteckt sind.

Locken stylen

Viele Hochsteckfrisuren lassen sich leichter stylen, wenn du die Haare vorher in Locken legst. So haben die Haare eine einheitliche Struktur, und du musst dich nicht mit glatten und welligen Partien quälen, die durch unregelmäßige Trocknung entstehen können. Die folgenden Tipps gelten für alle Haartypen und Lockenstäbe jeder Größe. Wenn du von Natur aus gleichmäßig gelockte Haare hast, kannst du auf den Lockenstab selbstverständlich verzichten. Für die Frisuren in diesem Buch bereitest du deine Haare wie folgt vor:

1. Sprühe zunächst ein Hitzeschutzserum auf die Haare und verteile es gleichmäßig mit einem Kamm oder einer Bürste.

2. Nun die Haare in drei Partien teilen. Dafür werden zwei Scheitel gezogen: einer von den Schläfen zum hinteren Oberkopf, ein zweiter von Ohr zu Ohr über den Hinterkopf. Die beiden oberen Partien mit Haarclips so feststecken, dass sie nicht im Weg sind.

3. Den Lockenstab in die Arbeitshand nehmen und mit der anderen Hand hinter einem Ohr eine 2,5 cm breite Strähne der herabhängenden Haarpartie abteilen. Die Klammer des Lockenstabs mit dem Zeigefinger öffnen und die Haarsträhne etwa in der Mitte mit dem Werkzeug erfassen. Den Lockenstab so halten, dass seine Spitze nach oben und seine Klammer nach vorn zeigt.

4. Den Lockenstab vom Gesicht weg zum Hinterkopf drehen, sodass die Haare um seinen aufgeheizten Schaft gewickelt werden. Die Haare bis zu einem Abstand von 2,5 cm zur Kopfhaut aufdrehen.

5. Halte den Lockenstab, bis sich die Haare warm anfühlen. Du kannst dabei auch Sekunden zählen: den Stab fünf Sekunden lang bei dünnen, acht Sekunden lang bei mittleren und zehn Sekunden lang bei dicken Haaren halten.

6. Die Klammer des Lockenstabs mit dem Zeigefinger etwas lockern und das Werkzeug zum unteren Teil der Haarsträhne ziehen.

7. Die Spitzen der Strähne mit der Klammer festhalten und Schritt 3–6 wiederholen: Den Lockenstab senkrecht halten und zum Hinterkopf hin drehen, bis die Mitte der Strähne erreicht ist. Wenn du jede Strähne in zwei Arbeitsschritten eindrehst, werden die Locken gleichmäßiger und die Haare werden weniger durch die Hitze strapaziert.

8. Die übrigen Haare ebenso mit dem Lockenstab stylen. Wenn eine Partie fertig ist, löse den Clip aus der nächsthöheren.

9. Zuletzt die obere Partie lösen und in Locken legen.

10. Massiere etwas Haaröl in die Spitzen, um sie mit Feuchtigkeit zu versorgen und der Austrocknung durch das heiße Styling-Werkzeug vorzubeugen.

CLEVER!

Wer ungleichmäßige Naturlocken hat, kann ihnen mit einem Lockenstab eine gleichmäßigere Struktur geben. Verwende dafür einen Lockenstab mit einem Durchmesser, der dem Großteil deiner Locken entspricht. Wenn du kleine Kringellocken hast, wähle einen Lockenstab mit einem Durchmesser von 1,5 cm. Sind deine Locken größer und weicher, ist ein Durchmesser von 5 cm empfehlenswert. Falls deine Haare widerspenstig sind oder Locken darin schlecht halten, besprühe sie vorher mit etwas Haarspray. Nach dem Entfernen des Lockenstabs die Locke aufrollen und mit einem Clip fixieren, bis die Haare abgekühlt sind. Dann die Clips einzeln entfernen und die Locken etwas in Form zupfen.

Mehr Volumen für Zöpfe

Wenn du feine oder dünne Haare hast, aber gerne füllige Zöpfe tragen möchtest, versuche es mit einem schnellen Trick. Du kannst die folgende Methode für alle Zöpfe in diesem Buch anwenden, aber ebenso auch darauf verzichten. Für das Gelingen der jeweiligen Hochsteckfrisur ist sie nicht notwendig.

1. Auf der voluminöseren Seite des Scheitels eine 5 cm breite Partie abteilen und wie für einen normalen Zopf in drei gleich dicke Strähnen teilen. Die linke Strähne über die mittlere legen. Die mittlere Strähne liegt nun links, die linke in der Mitte, sie haben also die Plätze getauscht. Nun die rechte Strähne über die mittlere legen – auch diese beiden tauschen die Plätze. Fortlaufend wiederholen: jeweils abwechselnd die linke und die rechte Strähne zur Mitte legen, bis das Ende der Haarpartie erreicht ist.

2. Den Zopf mit einem transparenten Haargummi fixieren.

3. Das Haargummi mit einer Hand festhalten. Mit der anderen vorsichtig an einem Strang des Zopfs ziehen, sodass er sich etwas lockert. Der Zopf wird dadurch breiter und fülliger. Die Hände wechseln und den vorherigen Schritt mit dem anderen Strang wiederholen.

4. Von unten nach oben wie in Schritt 3 beschrieben fortfahren und dabei auch die Seiten des Zopfs auseinanderzupfen.

5. Das Haargummi höher schieben oder abnehmen und neu um das Zopfende legen, sodass es den gelockerten Zopf sicher zusammenhält. Falls nötig, kannst du den Zopf noch einmal lockern, wieder von unten nach oben. Wenn er sich dabei löst, flechte ihn einfach neu und versuche das Lockern noch einmal.

Abstehende und herausrutschende Haare

Es ist möglich, dass einzelne Haarsträhnen am Oberkopf abstehen oder aus der Hochsteckfrisur herausrutschen. Außerdem haben die meisten Menschen am Haaransatz und am Scheitel kürzere Härchen, die zum Abstehen neigen. Sie fallen besonders ins Auge, wenn die Haare gefärbt oder infolge von Hitzeschäden durch Styling-Werkzeuge abgebrochen sind. Vor allem wellige und lockige Haare sind oft etwas eigenwillig und liegen nicht so glatt, wie man es sich wünscht. Aber auch »fliegende« Haare lassen sich mit einigen einfachen Tricks zuverlässig bändigen. Diese Maßnahmen sind für das Gelingen der Frisur nicht notwendig, sorgen aber für ein perfektes Aussehen.

1. Die Haare mit einem weitzinkigen Kamm kämmen.

2. Oberkopf und Seitenpartien mit Spray für mittleren Halt einsprühen, dabei einen Abstand von ca. 30 cm einhalten.

3. Die Haare sofort, also bevor das Spray trocknet, nochmals mit dem weitzinkigen Kamm durchkämmen.

4. Alle Haare kämmen, dann zu einem Pferdeschwanz oder Knoten zusammenfassen.

5. Wenn die Frisur fertig ist, die Fingerspitzen mit Haarspray einsprühen und damit über die abstehenden Haare streichen.

Struktur für feine Haare

Feine Haare, also einzelne Haare mit einem sehr geringen Durchmesser, neigen dazu zu verheddern und lassen sich, weil sie rutschig sind, schwer frisieren. Dabei spielt es keine Rolle, ob du viele oder weniger Haare hast. Aber auch solche Probleme lassen sich lösen. Lies hier, wie es gemacht wird.

1. Sprühe etwas Trockenshampoo auf den Scheitel. Dann einen neuen Scheitel daneben ziehen und die Haare zur anderen Seite des Kopfs legen. Diesen Schritt Partie für Partie wiederholen, bis das Ohr erreicht ist, dann die Haare wieder in ihre natürliche Lage bringen und den Vorgang auf der anderen Seite wiederholen. Die Haare einige Minuten trocknen lassen, dann mit einem weitzinkigen Kamm durchkämmen, um das Produkt im ganzen Haar zu verteilen. Dadurch werden die Haare griffiger.

2. Nun die Haare toupieren, um ihnen mehr Volumen zu geben.

3. Verwende ein Spray für flexiblen oder mittleren Halt. Gel oder Haarwachs solltest du meiden, weil es das feine Haar nur unnötig beschweren würde.

4. Style das Haar danach mit einem Lockenstab. Wie du dabei vorgehst, wird auf Seite 9 beschrieben. Auch dadurch wirkt das feine Haar dicker und fülliger, als es in Wirklichkeit ist.

Lockige, krause und widerspenstige Haare

Lockige Haare sind nicht ganz einfach zu stylen. Sie sind meist recht dicht und füllig, und darüber hinaus sind sie oft eigensinnig. Locken kringeln sich, wie sie wollen, und lassen sich ungern zähmen. Häufig sind diese Haare zudem recht schwer und lassen sich nicht so einfach in definierte Locken legen, oder die Locken wollen einfach nicht halten. Hier findest du Tipps und Tricks, wie sich diese Haare leichter frisieren lassen:

1. Probiere Hochsteckfrisuren einen oder zwei Tage nach der Haarwäsche. Dann haben sich natürliche Fette im Haar verteilt und es lässt sich leichter stylen. Frisch gewaschene Haare sind oft sehr rutschig.

2. Haargel, Pomade, Haarwachs oder Glanzserum glätten krause und störrische Haare, erleichtern das Stylen und verbessern die Haltbarkeit der Frisur.

3. Verwende mehr Haarklemmen als in der Anleitung angegeben sind. Lockige, dicke Haare sind schwer. Ein paar zusätzliche Klemmen sorgen dafür, dass die Frisur zuverlässig den ganzen Tag hält.

4. Ziehe die Haare beim Flechten, Drehen und Feststecken bewusst straff. Die Fülle und Struktur deiner Haare geben der Frisur meist genug Volumen. Wenn das nicht der Fall ist, kannst du die Frisur nachträglich lockern. Das ist einfacher, als eine zu lockere Frisur nachträglich zu straffen.

5. Lass dir beim nächsten Friseurbesuch lange Stufen schneiden. Dadurch kommt Bewegung ins Haar, und die Fülle wird etwas ausgedünnt. Schau dir vorher verschiedene Haarschnitte an, damit du vorbereitet bist. Die Stufen sollten nicht oberhalb der Wangenknochen beginnen.

Nachdem du nun alle wichtigen Hilfsmittel kennst und in einige Geheimnisse für den Umgang mit »schwierigen« Haaren eingeweiht bist, kannst du die 35 Frisuren in den folgenden Kapiteln ausprobieren. Falls du dabei einmal vor Problemen stehst, blättere einfach zu diesem Anfangskapitel zurück und starte einen neuen Versuch. Viel Vergnügen beim Ausprobieren und viel Freude beim Tragen der tollen Hochsteckfrisuren.

KAPITEL 2

Hohe &
mittelhohe Knoten

Hohe und mittelhohe Knoten sind herrlich vielseitig. Man kann sie zu einem Date tragen, aber auch zur Arbeit oder zu einem zwanglosen Essen mit Freunden. Für die meisten dieser Frisuren dient ein hoher Pferdeschwanz als Grundlage: Die Haare werden zurückgekämmt und am oberen Hinterkopf – je nach Art der Frisur auf Höhe der Ohren oder noch höher – zusammengebunden. Du brauchst dafür auf jeden Fall einen Kamm oder eine Bürste zum Glätten der Haare, damit diese möglichst glatt am Kopf anliegen. Wenn du abstehende oder fliegende Härchen und vorwitzige Strähnen mit etwas Haarspray bändigst, sehen diese Hochsteckfrisuren edel und perfekt gestylt aus.

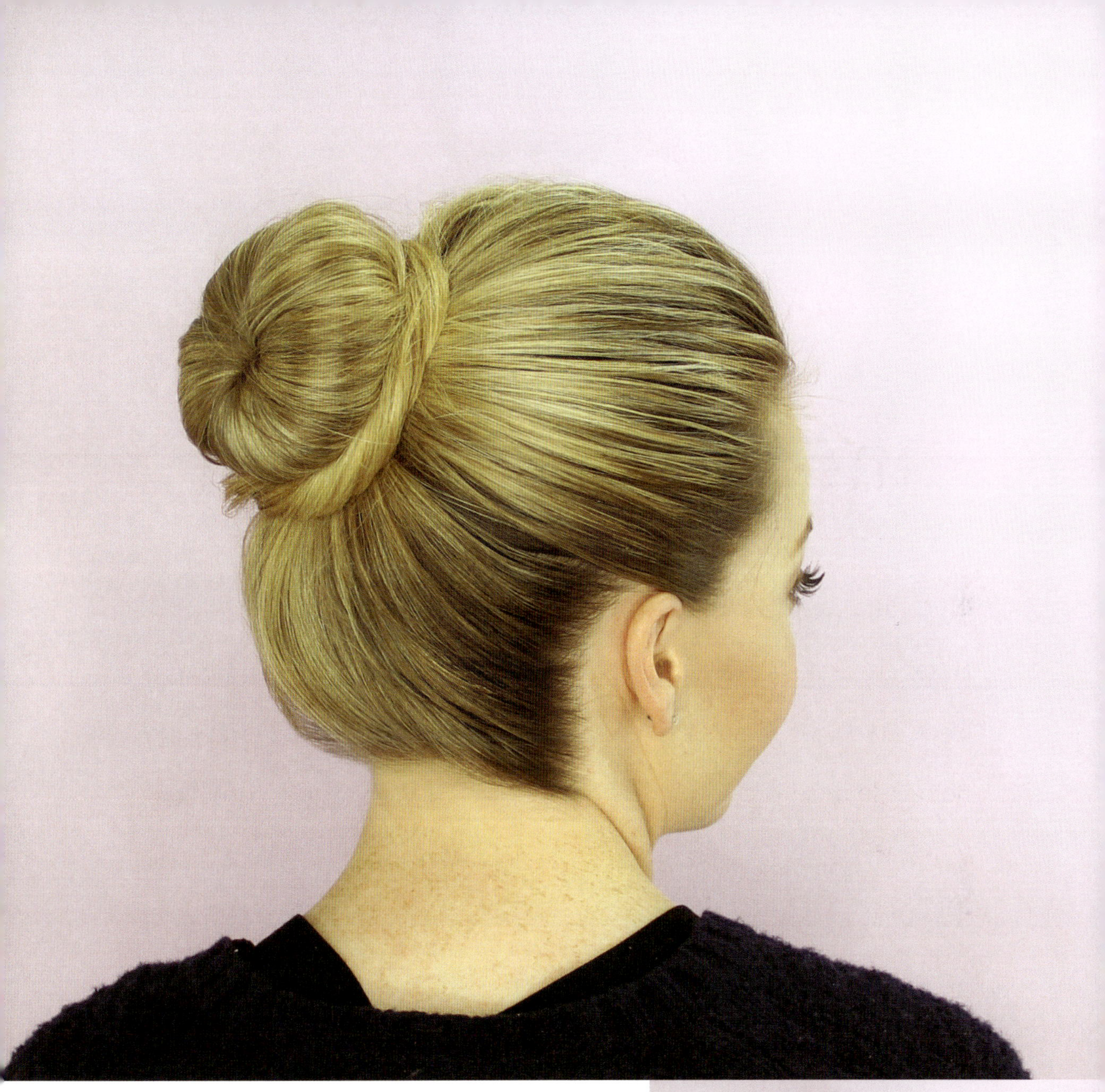

Donut-Knoten

Diese Hochsteckfrisur ist ganz einfach, weil sie ihre Form durch einen Haar-Donut bekommt. Die Handhabung dieses Hilfsmittels ist einfach zu lernen, und die Frisur lässt sich leicht variieren. Du kannst den Knoten zudem zum Beispiel mit einem Zopf umwickeln oder mit einem hübschen Haarschmuck verzieren. Schnapp dir dein Haarspray und probier es aus!

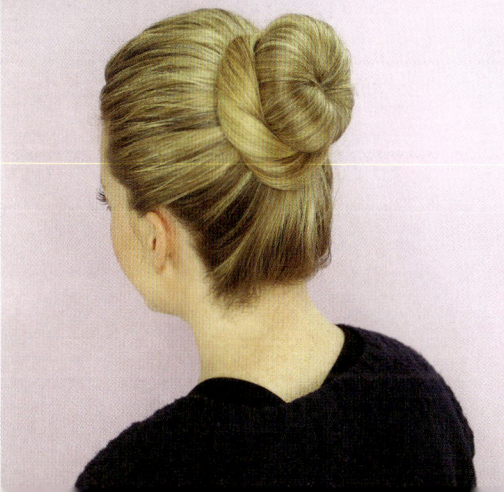

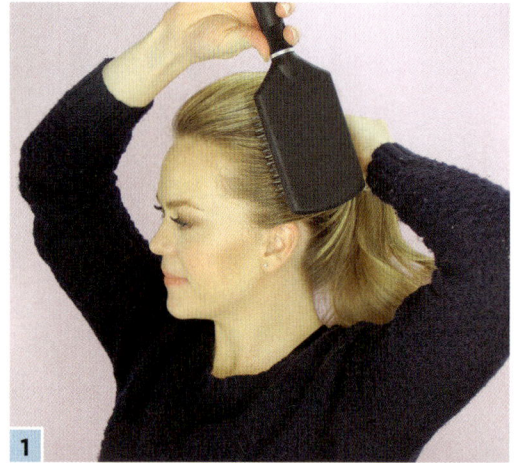

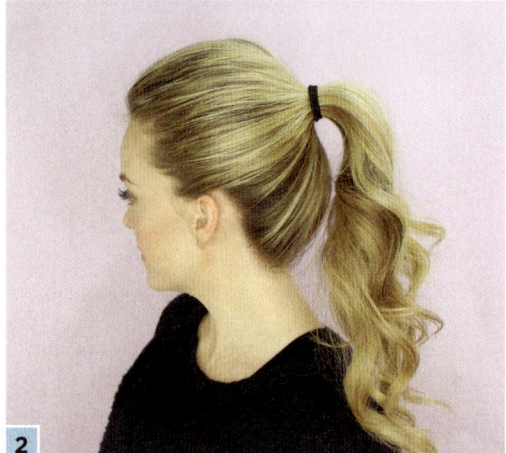

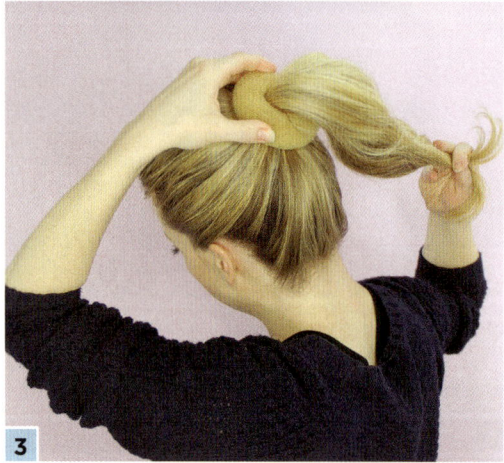

ZUBEHÖR

» Paddle Brush
» Haarspray für mittleren Halt
» 1 Zopfgummi
» 1 Haar-Donut
» 1 transparentes Haargummi
» 1–4 Haarklemmen

1. Alle Haare mit einer Paddle Brush nach hinten bürsten und am hinteren Oberkopf zu einem hohen Pferdeschwanz zusammenfassen. Wenn die Haare ganz glatt anliegen sollen, sprühe sie vor dem Bürsten mit etwas Haarspray ein.

2. Die Haare mit einem Zopfgummi zusammenbinden. Der Pferdeschwanz sollte am oberen Hinterkopf und oberhalb der Ohren sitzen.

3. Einen Haar-Donut über den Pferdeschwanz ziehen und bis zum Zopfgummi schieben.

4. Den Kopf nach vorn neigen, sodass der Ring oben auf dem Kopf sitzt. Den Pferdeschwanz auffächern und die Haare gleichmäßig auf dem Haar-Donut verteilen. Die Haare unterhalb des Haar-Donuts mit der Hand festhalten. Sie müssen so verteilt sein, dass sie den Haar-Donut vollständig verdecken. Ein transparentes Haargummi über den Knoten ziehen, um die Haare unter dem Haar-Donut festzuhalten. Den Knoten mit Haarspray einsprühen, dann mit den Händen über ihn streichen, um abstehende Härchen zu glätten.

5. Die Haare, die unter dem Haar-Donut herabhängen, zusammenfassen und wie eine Kordel eindrehen.

6. Die gedrehte Haarsträhne um die Basis des Knotens wickeln, das Ende unter den Knoten schieben und feststecken. Mit der Haarklemme befestigen und diese so in den Haar-Donut schieben, dass sie nicht zu sehen ist. Zuletzt die Frisur nochmals mit Haarspray einsprühen und abstehende Haare oder Strähnchen glätten.

CLEVER!

Je fester du die Haarsträhne zusammendrehst, desto leichter lässt sie sich um den Knoten legen. Sie kann anschließend noch gelockert werden.

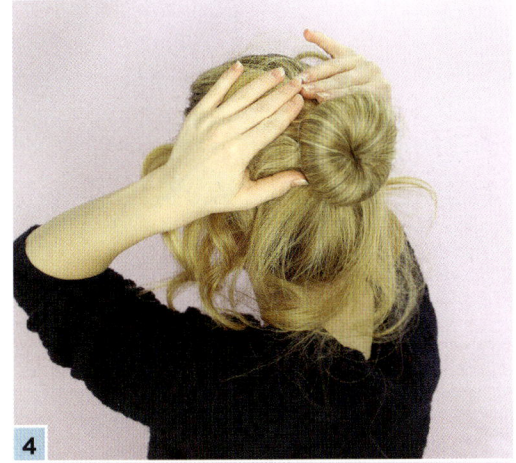

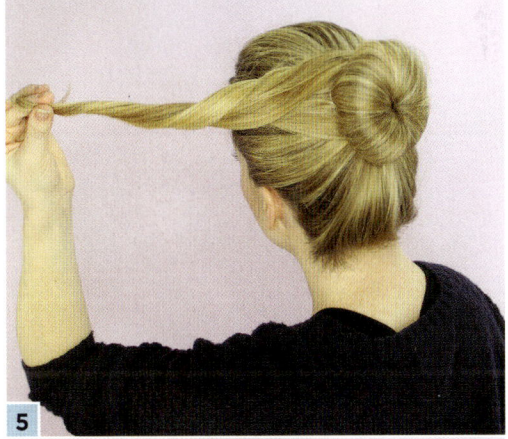

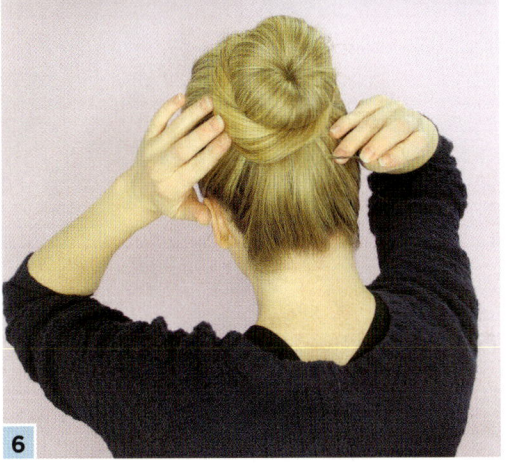

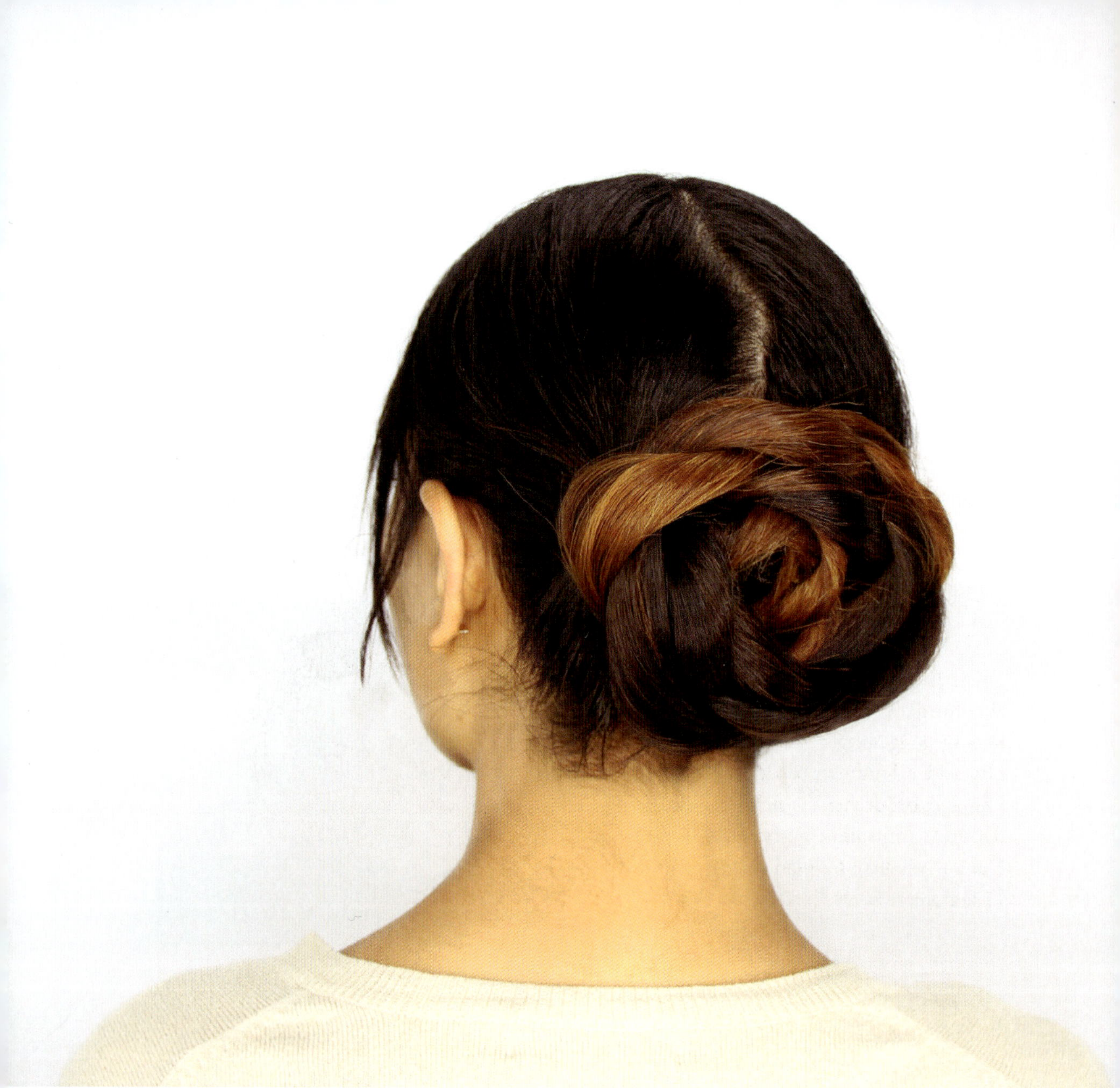

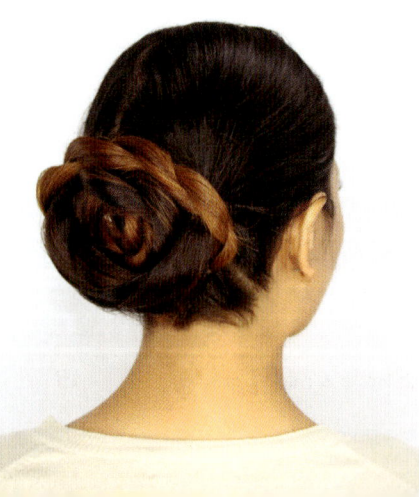

Gedrehter Knoten

Für diese interessante Variante des klassischen Knotens werden zwei Pferdeschwänze gebunden, wie Kordeln eingedreht
und dann umeinander geschlungen. Die raffinierte Frisur
übersteht leicht einen Tag im Büro, ist aber auch elegant
genug zum Ausgehen mit Freunden. Ob zu Jeans oder zu
High-Heels: Dieser Knoten sieht immer toll aus.

ZUBEHÖR

» Weitzinkiger Kamm
» 4 transparente Haargummis
» 6–8 Haarklemmen
» Haarspray für starken Halt

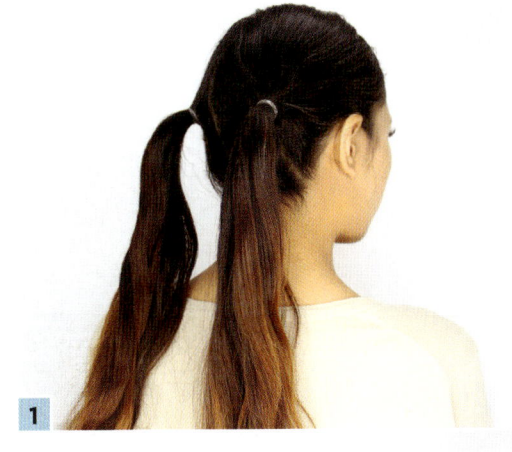

1. Zuerst am Hinterkopf einen senkrechten Mittelscheiten ziehen und die Haare in eine rechte und eine linke Partie teilen. Jede Partie hinter der oberen Ohrmuschel mit einem transparenten Haargummi zusammenbinden. Es entstehen zwei Pferdeschwänze am mittleren Hinterkopf.

2. Einen Pferdeschwanz in zwei Strähnen teilen. Eine Strähne vom Gesicht weg wie eine Kordel drehen, die andere Strähne in entgegengesetzter Richtung drehen. Die beiden Strähnen wieder zusammenfassen, dabei drehen sie sich umeinander und es entsteht ein gedrehter Zopf. Das Zopfende mit einem transparenten Haargummi zusammenhalten.

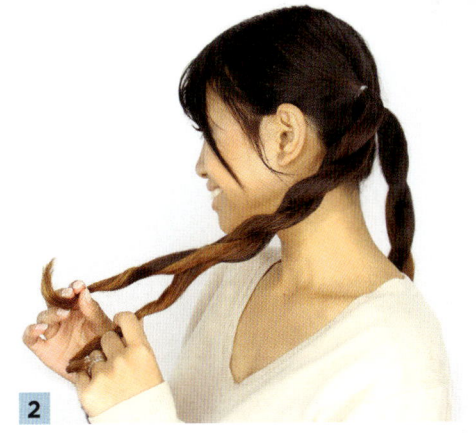

3. Mit dem anderen Pferdeschwanz ebenso verfahren, und auch sein Ende mit einem transparenten Haargummi sichern.

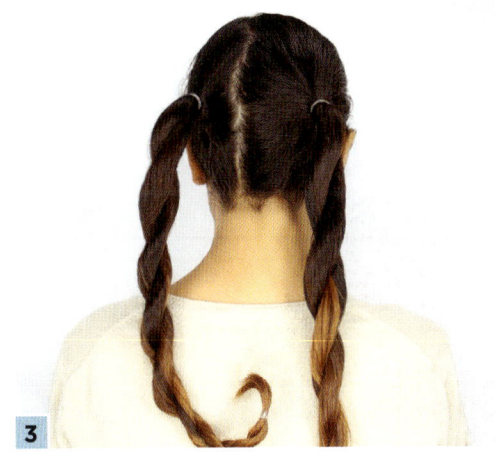

4. Den linken Zopf zwischen den beiden Pferdeschwänzen zu einem Knoten legen und mit Haarklemmen feststecken.

5. Dann den rechten Zopf um den Knoten schlingen.

6. Den fertigen Knoten mit mehreren Haarklemmen feststecken. Danach die Frisur mit Haarspray fixieren und abstehende Haare mit den Händen vorsichtig glatt streichen.

CLEVER!

Die Pferdeschwänze direkt nach dem Zusammenbinden mit Haarspray einsprühen und durchkämmen, damit die Haare schön glatt anliegen. Die Strähnen für die gedrehten Zöpfe fest zusammendrehen, dann mit Haargummis sichern und anschließend nochmals mit Haarspray einsprühen und glatt streichen.

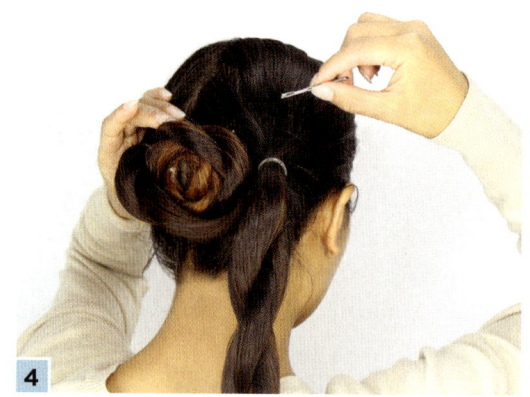

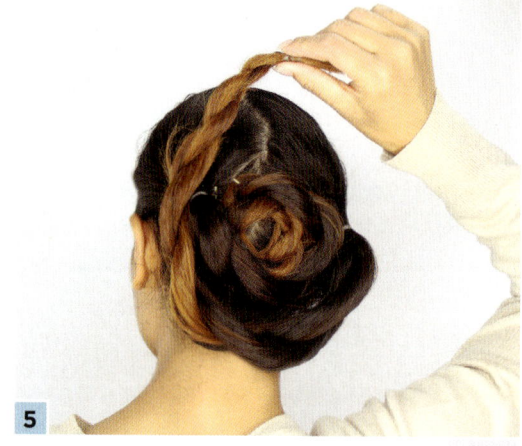

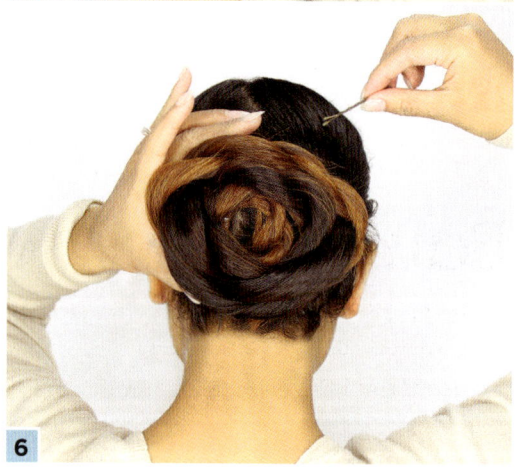

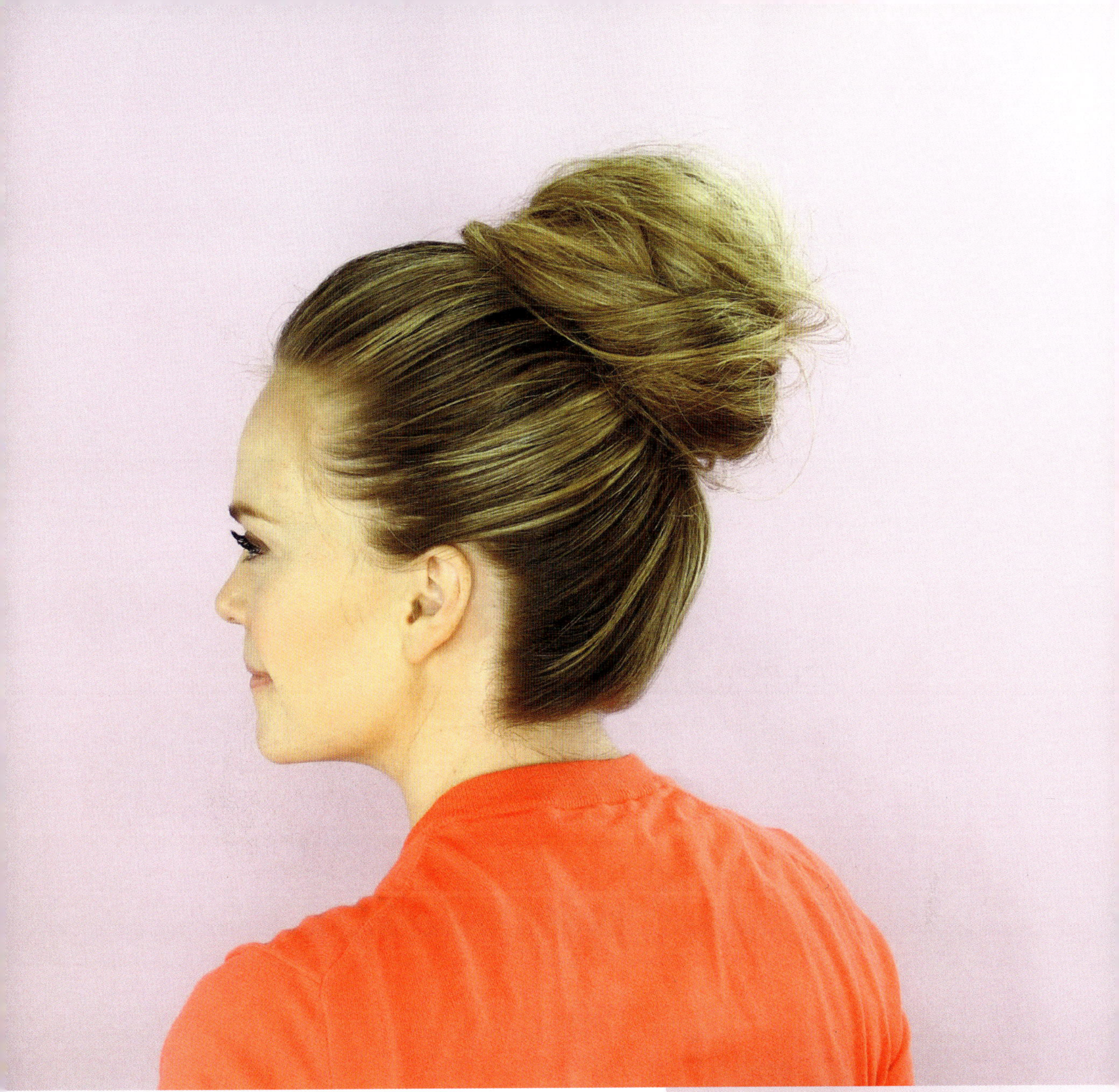

Bauschiger Knoten

Lockere Knoten mit viel Volumen sind gerade sehr angesagt. Diese schnelle Frisur wirst du bestimmt oft tragen! Die bauschige Fülle entsteht, wenn die Haare zuerst toupiert, dann zu einem Pferdeschwanz zusammengebunden und schließlich zum Knoten gesteckt werden. Die Frisur ist in wenigen Sekunden fertig und passt fast immer.

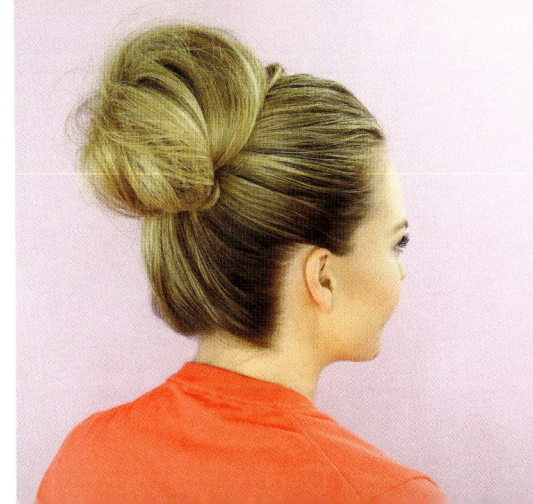

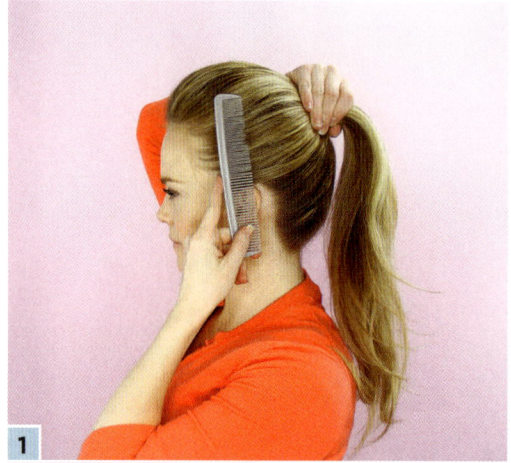

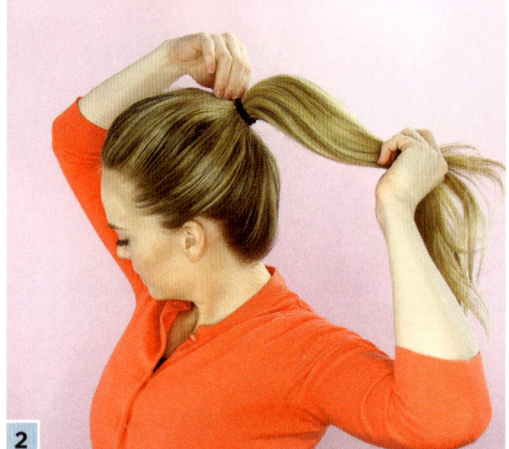

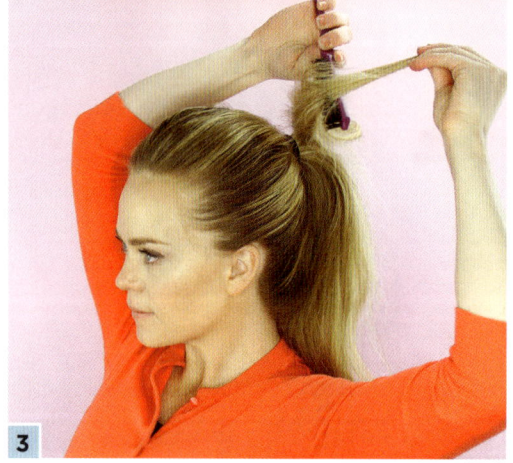

ZUBEHÖR

» Weitzinkiger Kamm
» Haarspray für starken Halt
» 1 Zopfgummi
» Toupierbürste
» 2–5 Haarklemmen

1. Die Haare zu einem hohen Pferdeschwanz zurückkämmen. Du kannst die oberen und seitlichen Haare anschließend mit Haarspray einsprühen und nochmals leicht kämmen, damit sie schön glatt anliegen.

2. Die Haare mit dem Zopfgummi zusammenbinden.

3. Nun kommt die Toupierbürste zum Einsatz: Bei dünneren Haaren den Pferdeschwanz in drei bis vier Partien teilen und toupieren, bei dickeren Haaren sollten es fünf bis sechs Partien sein. Toupiere jede Strähne vorsichtig von der Mitte ihrer Länge bis zum Zopfgummi. Dann die Haare an den Spitzen festhalten und die übrige Haarpartie toupieren.

4. Alle Strähnen auf diese Weise gut toupieren, denn bei dieser Frisur sollte das Volumen möglichst groß sein. Den ganzen Pferdeschwanz mit Haarspray einsprühen, dann mit einer Drehung nach vorne legen.

5. Die toupierten Haare um das Zopfgummi wickeln, sodass ein lockerer Knoten entsteht. Die Basis des Knotens mit Haarklemmen fixieren. Dabei die Klemmen von außen in Richtung Zopfgummi schieben, damit sie möglichst unsichtbar sind. Die fertige Frisur großzügig mit Haarspray fixieren.

CLEVER!

Wickele den Knoten zunächst kleiner, als er am Ende sein soll. Du kannst ihn nachträglich noch lockern. Wenn der erste Versuch nicht klappt, einfach die Haarklemmen herausziehen und den Pferdeschwanz noch einmal wickeln. Manchmal sind einige Versuche nötig, bis die Form perfekt ist.

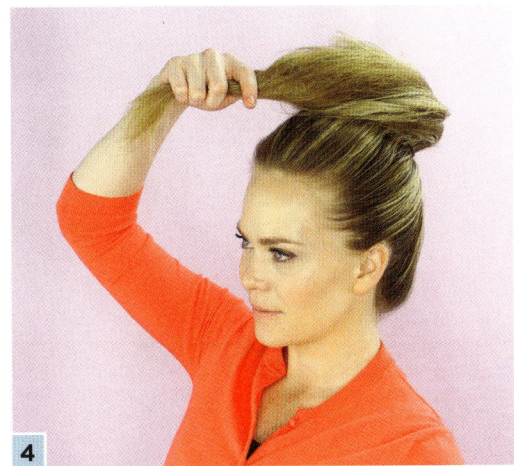

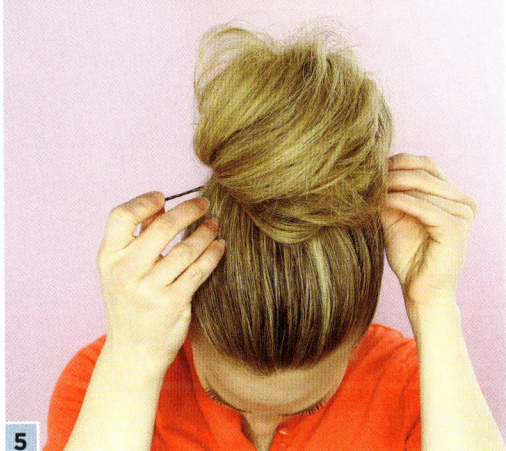

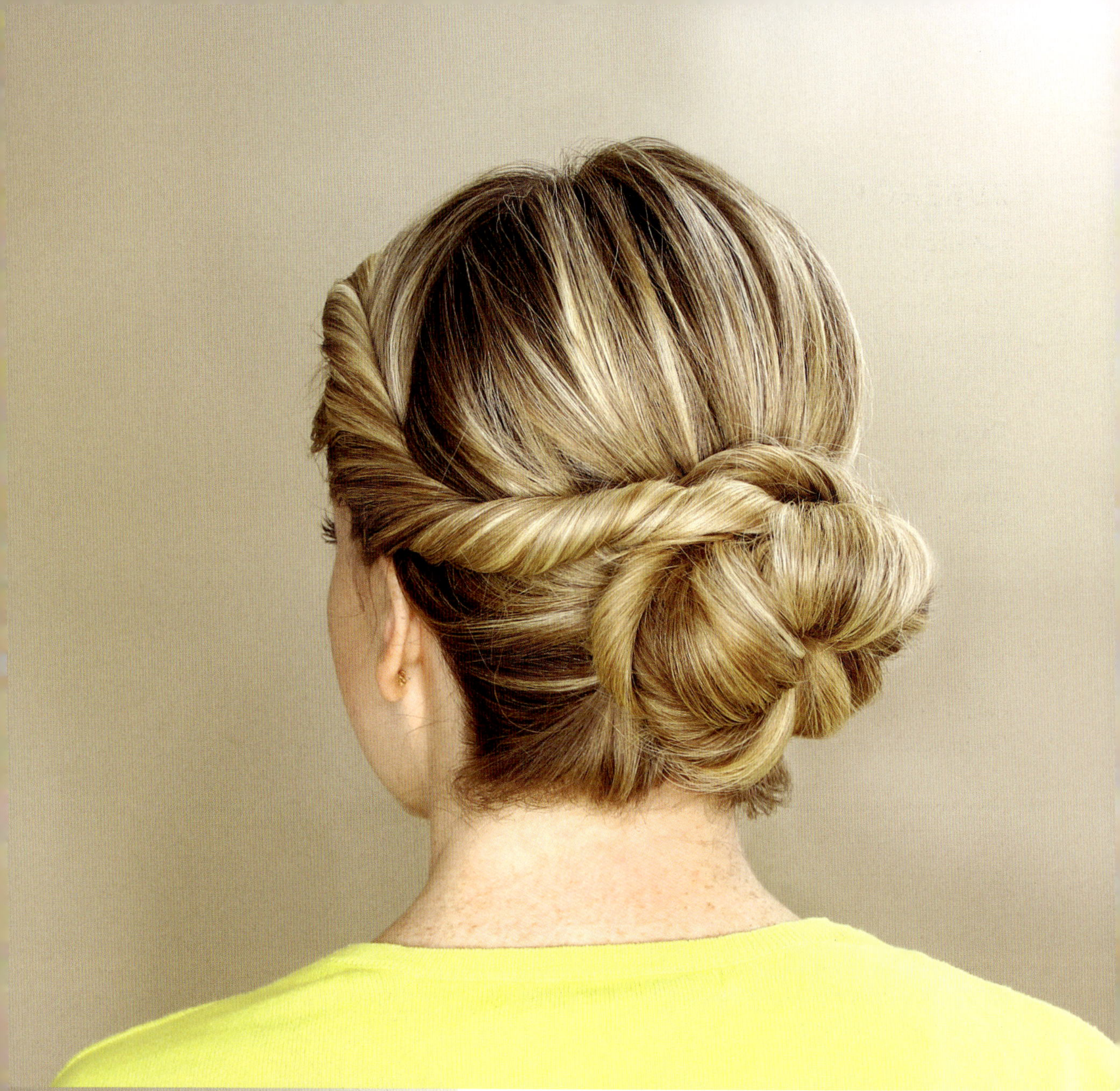

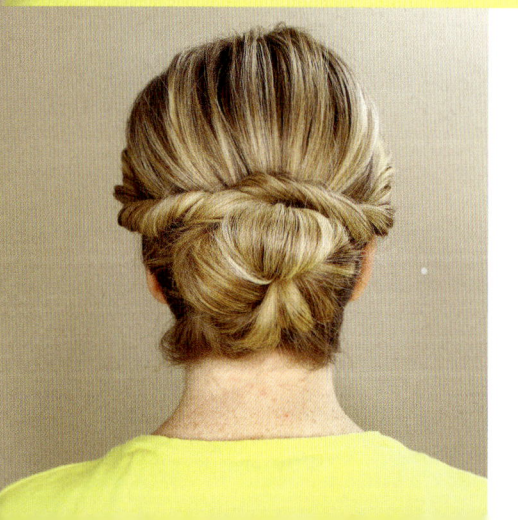

Knoten mit Kordeln

Du möchtest einen klassischen Knoten aufpeppen, flechtest aber nicht so gern? Dann versuche es einmal mit Haarsträhnen, die abgeteilt und gedreht werden. Diese Frisur ist schnell gemacht und absolut alltagstauglich.

ZUBEHÖR

» Weitzinkiger Kamm
» 2 Haarclips
» 8–10 Haarklemmen
» Haarspray für starken Halt

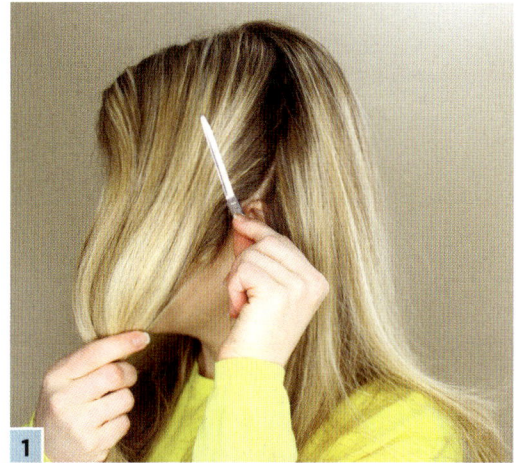

1. Zuerst die Haare in drei Partien teilen. Dafür einen Scheitel vom Oberkopf zu einem Ohr ziehen und die vordere Partie mit einem Clip festhalten. Einen zweiten Scheitel vom Oberkopf zum anderen Ohr ziehen und auch hier die vordere Partie mit einem Clip fixieren.

2. Die Haarpartie am Hinterkopf fest in sich drehen, sodass ein glatter Knoten entsteht. Er sollte etwa auf Höhe der oberen Ohrmuscheln sitzen.

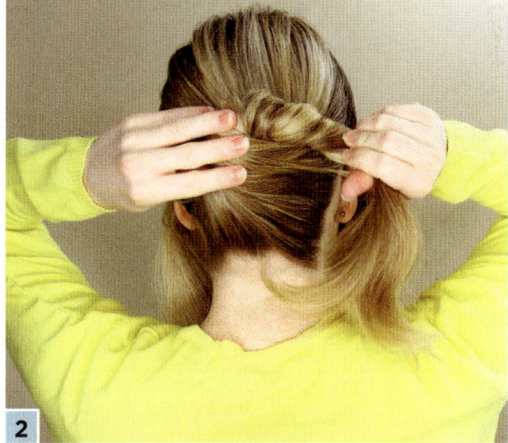

3. Den Knoten mit Haarklemmen befestigen. Die Klemmen von außen zur Mitte einstecken, sodass sie später nicht zu sehen sind. Ich verwende dafür mindestens sechs Klemmen. Wenn du dicke Haare hast, brauchst du vielleicht mehr Klemmen. Sind deine Haare eher dünn, genügen weniger Klemmen.

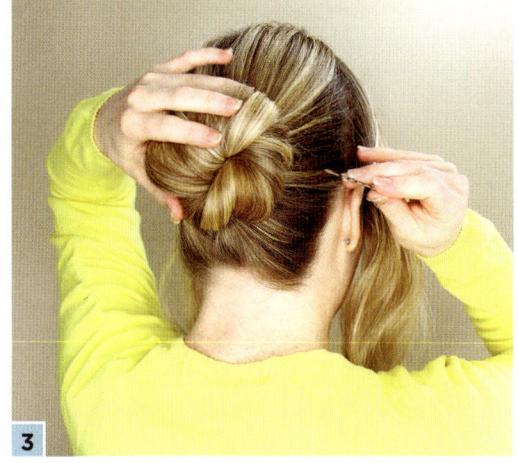

4. Den Clip aus der vorderen rechten Haarpartie lösen. Die Haare in Richtung Hinterkopf nach oben drehen, dabei allmählich immer mehr Haare hinzunehmen, bis alle Haare dieser Partie in die Kordel integriert sind.

5. Die Haarkordel über den Knoten legen und entgegen dem Uhrzeigersinn um ihn wickeln.

6. Das Ende der Kordel unter den Knoten schieben und feststecken. Dafür die Haarklemme vom Rand des Knotens zur Mitte einstecken.

7. Die vordere linke Haarpartie ebenso zur Kordel drehen und ebenfalls über den Knoten legen. Diese Haarkordel jedoch im Uhrzeigersinn um den Knoten wickeln.

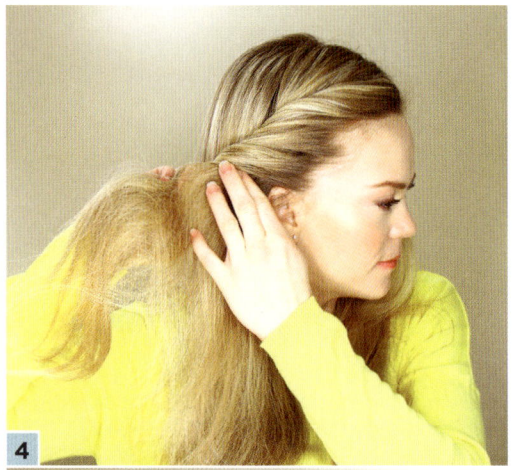

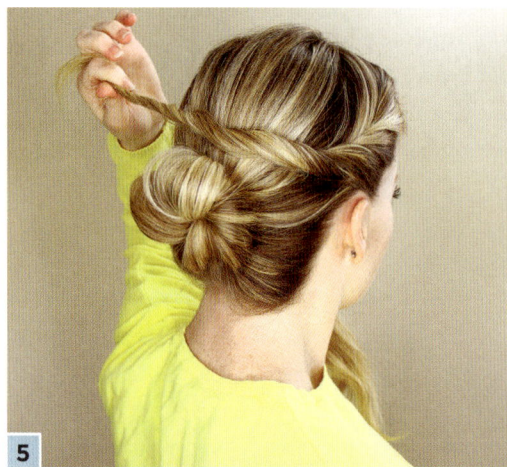

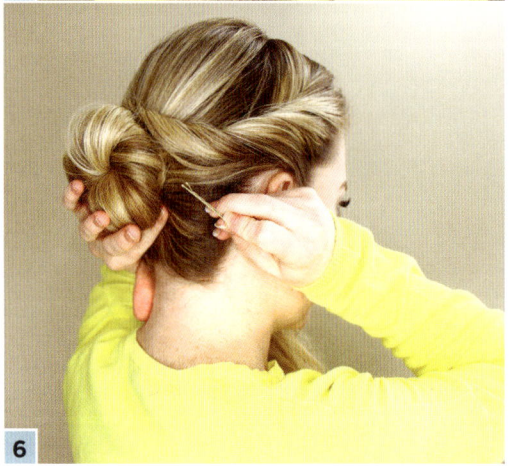

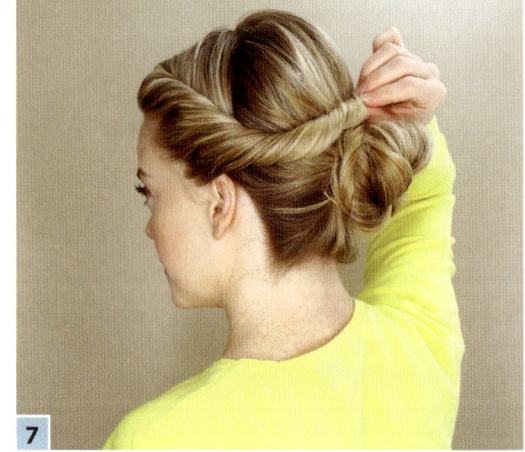

8. Das Ende dieser Haarkordel ebenso unter den Knoten schieben und feststecken. Die Frisur mit Haarspray fixieren und abstehende Härchen glatt streichen.

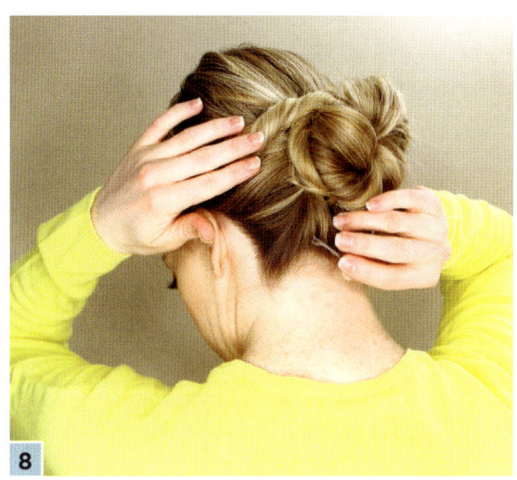

CLEVER!

Knoten und Haarkordeln fallen glatter aus, wenn du die Haare vor dem Stylen mit Haarspray einsprühst und durchkämmst. Die Haare fest zwirbeln, damit Kordeln und Knoten gut halten. Du kannst sie später noch etwas lockern.

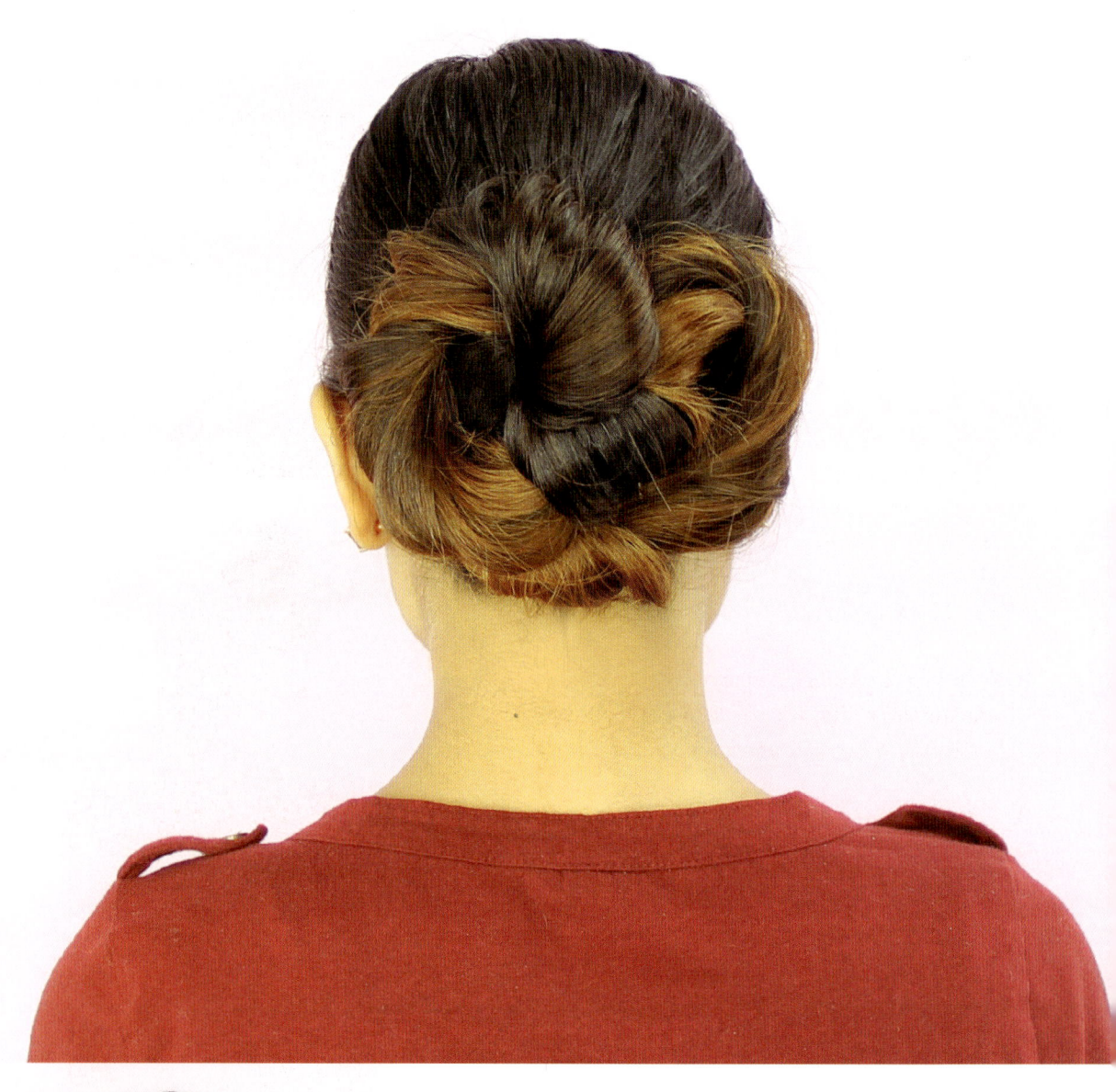

Endlos-Knoten

Dieser Knoten erfordert etwas mehr Übung, weil man die Haare beim Verschlingen gut festhalten muss. Am besten schlingst du die Partien des Pferdeschwanzes nach und nach umeinander. Wenn du den Bogen einmal heraushast, wirst du diesen raffinierten Knoten lieben!

ZUBEHÖR

» Paddle Brush
» Haarspray für starken Halt
» 1 transparentes Haargummi
» Weitzinkiger Kamm
» 8–10 Haarklemmen

1. Die Haare nach hinten bürsten und auf Höhe der Ohren zu einem Pferdeschwanz zusammenfassen. Damit die Haare glatt anliegen, sprühe die oberen und seitlichen Partien mit Haarspray ein und bürste sie noch einmal. Dann den Pferdeschwanz mit einem transparenten Haargummi zusammenbinden und die herabhängenden Haare kämmen.

2. Den Pferdeschwanz in eine obere und eine untere Hälfte teilen. Die obere Hälfte in sich nach oben eindrehen.

3. Die gedrehte Haarpartie in einem C-förmigen Bogen an den Hinterkopf legen und mit mehreren Haarklemmen fixieren, damit der Bogen in Form bleibt.

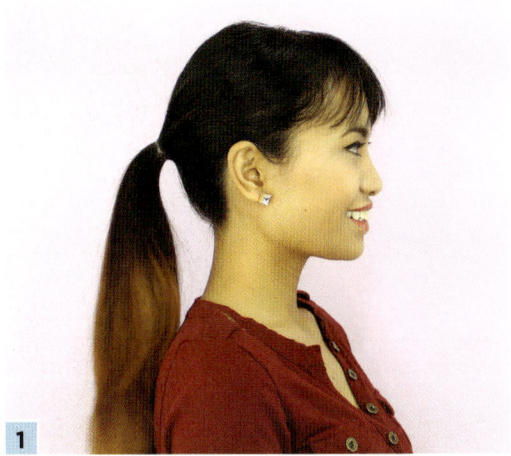

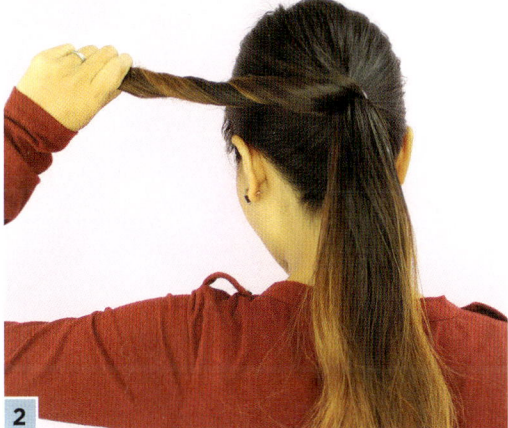

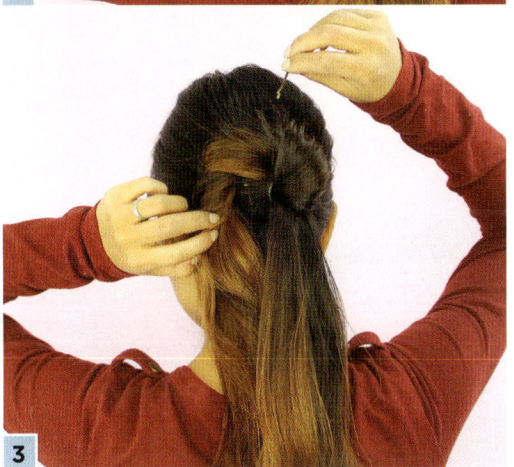

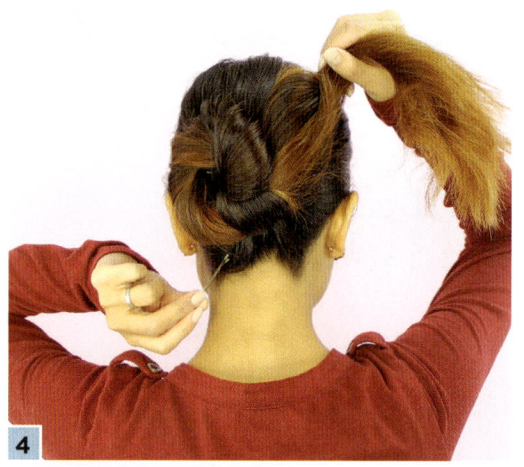

4. Die gedrehte Haarpartie weiter um den Ansatz des Pferdeschwanzes legen und feststecken. Nun die untere (noch herabhängende) Hälfte des Pferdeschwanzes durchkämmen, fest zusammendrehen und in einem Bogen nach oben legen. Dabei die Haare wieder sorgfältig mit Klemmen feststecken.

5. Für die andere Seite des Knotens nun die Haare zum Oberkopf legen und im Bogen zurück nach unten führen – wie ein umgekehrtes C. Das Ende der Haarkordel im Nacken unter den Knoten schieben. Verwende genügend Haarklemmen, um die Frisur zu fixieren.

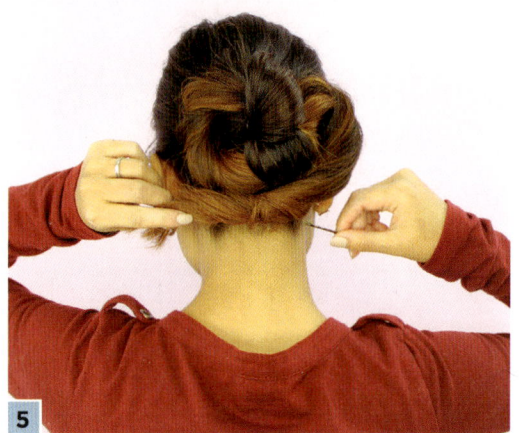

6. Wenn deine Haare sehr lang sind, kannst du sie an der linken Seite des Knotens wieder nach oben führen und erst dann unter den Knoten schieben und unsichtbar feststecken. Schließlich die fertige Frisur mit Haarspray einsprühen, damit sie den ganzen Tag hält.

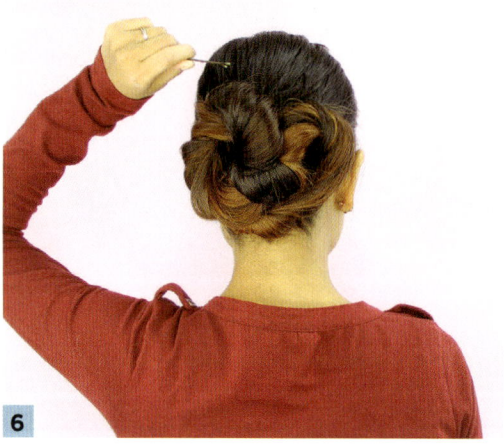

CLEVER!

Zwirbele die Haarsträhnen möglichst fest, und stecke sie zu einem kleinen, straffen Knoten. Wenn der Knoten zu locker ist, reicht die Haarlänge möglicherweise nicht für die Schlinge auf der rechten Seite. Du kannst die Frisur zum Schluss vorsichtig lockern, um die Haarklemmen und die links um den Knoten gewickelte Überlänge besser zu verstecken.

KAPITEL 3

Tiefe Knoten

Sicherlich raffest du manchmal die Haare im Nacken zu einem schnellen, nicht ganz ordentlichen Knoten zusammen. Die tiefen Knoten in diesem Kapitel sind aber eine andere Kategorie. Elegant geschlungen, mit Zöpfen und gewickelten Details verziert, eignen sie sich für einen festlichen Ball, eine Hochzeit oder einen anderen feierlichen Anlass. Am schönsten sehen sie aus, wenn die Haare glatt anliegen und toll glänzen. Natürlich kannst du diese Frisuren auch im Alltag tragen, zum Beispiel zum Einkaufen oder wenn du keine Zeit für die Haarwäsche hattest. Mit den attraktiv verschlungenen Haaren, den lockeren Schlaufen oder den eleganten Schnecken in diesem Kapitel siehst du im Handumdrehen umwerfend aus!

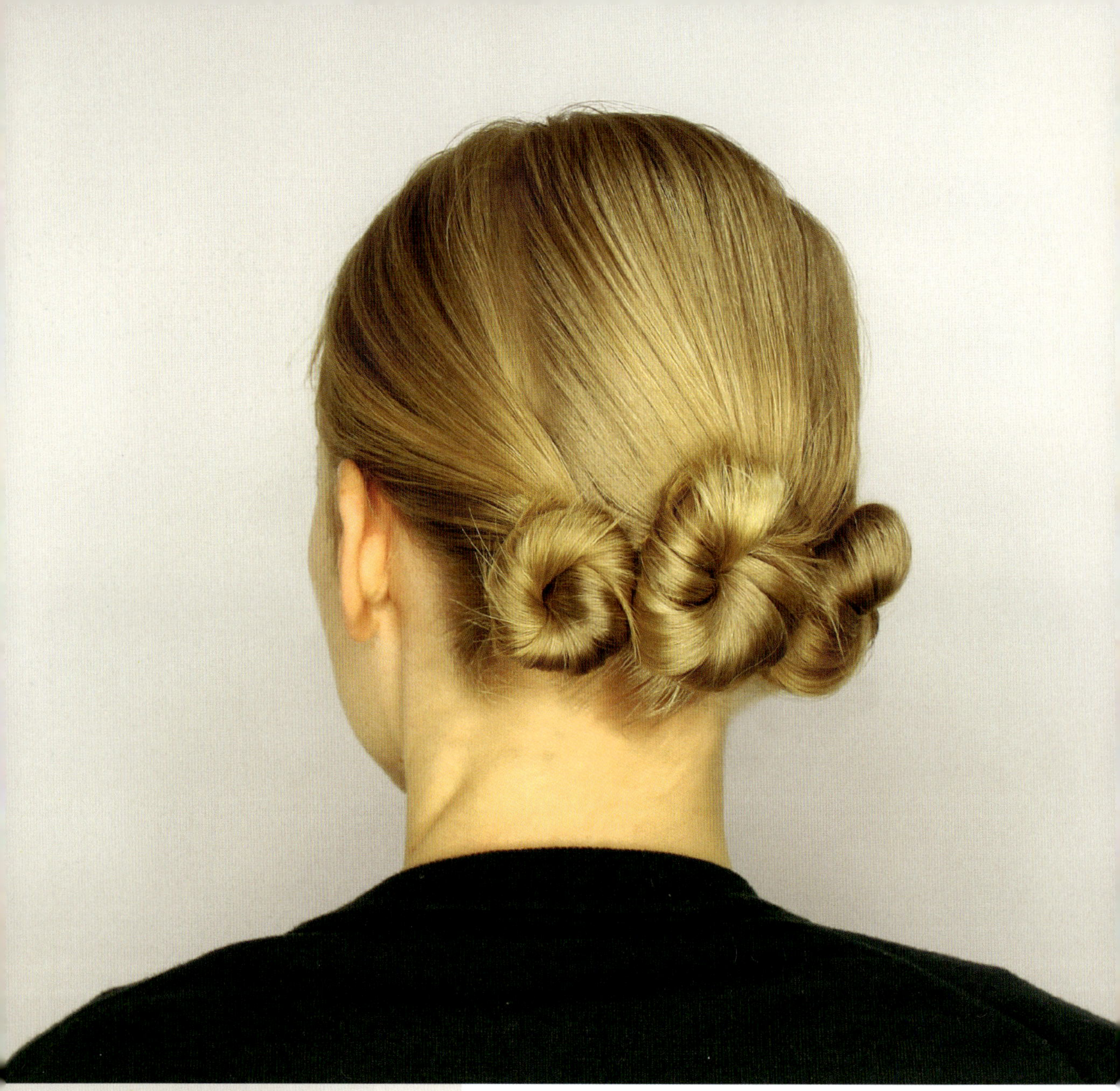

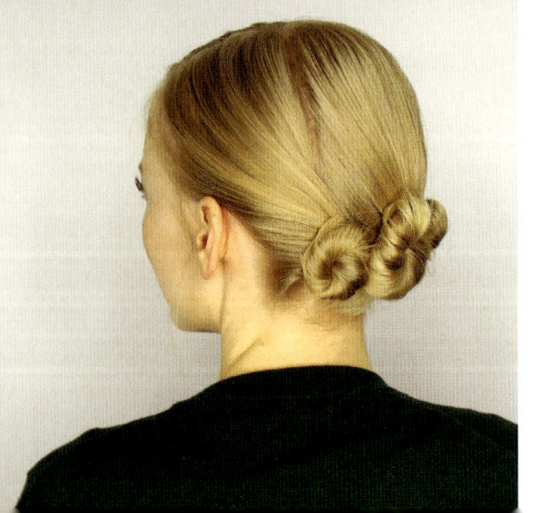

Gedrehter Drilling

Diese interessante Frisur eignet sich für lange, mittellange und sogar kürzere Haare. Entscheide selbst, ob du die Knoten straff und akkurat oder lieber etwas locker und lässig tragen möchtest. Nimm die Frisur in dein Repertoire auf – für Tage, an denen du es eilig hast, an denen die Haare nicht frisch gewaschen sind oder an denen du einfach etwas Neues ausprobieren möchtest!

ZUBEHÖR

» Paddle Brush
» Haarspray für starken Halt
» Weitzinkiger Kamm
» 2 Haarclips
» 10–12 Haarklemmen

1. Die Haare gut bürsten, dann mit Haarspray einsprühen und nochmals durchkämmen, damit sie schön glatt anliegen und nicht abstehen. Dann einen Scheitel vom rechten Oberkopf bis zum Nacken ziehen und die vorderen Haare mit einem Clip beiseitestecken.

2. Einen zweiten Scheitel vom linken Oberkopf zum Nacken ziehen und auch hier die vordere Partie mit einem Clip beiseitestecken.

3. Die herabhängende Mittelpartie fest in sich drehen.

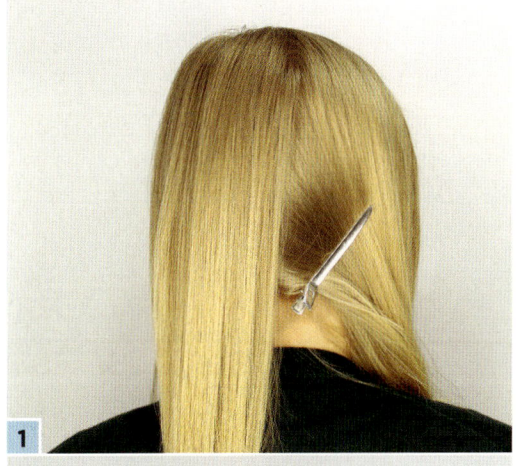

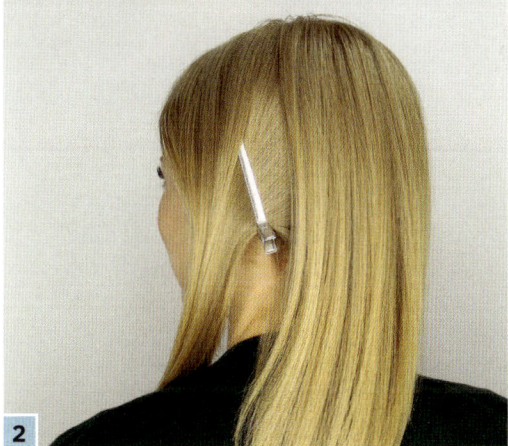

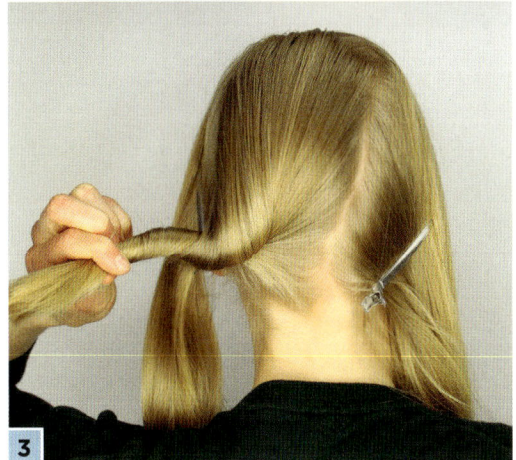

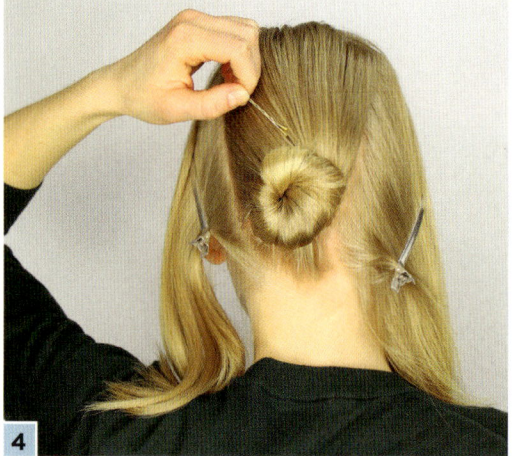

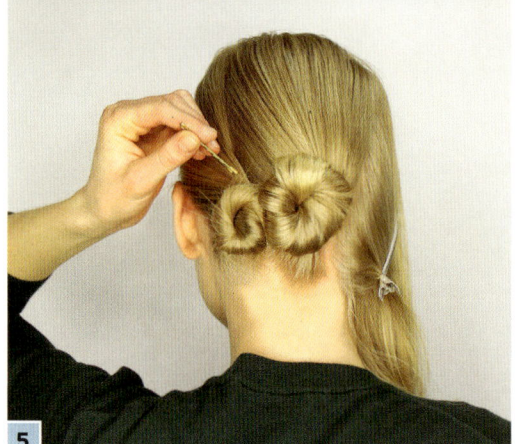

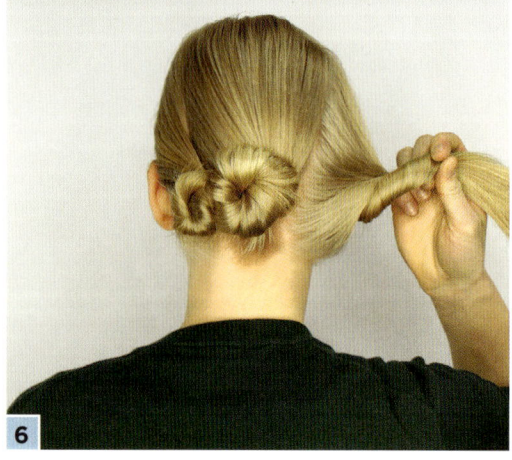

4. Die gedrehte Partie in der Mitte des Nackens zum Knoten legen und mit vier Haarklemmen feststecken. Den Knoten mit Haarspray fixieren.

5. Den Clip aus der linken Seitenpartie entfernen. Auch diese Partie fest in sich drehen und als kleinen, festen Knoten im Nacken direkt neben dem ersten Knoten feststecken. Der Knoten wird schön glatt, wenn du die Haare vor dem Drehen kämmst, dann mit Haarspray einsprühen und nochmals kämmen. Nach dem Feststecken auch den zweite Knoten mit Haarspray fixieren.

6. Nun den Clip aus der rechten Haarpartie lösen. Die Haare ebenfalls kämmen, einsprühen und nochmals kämmen. Dann die Partie ebenfalls in sich drehen.

7. Einen dritten Knoten legen, sorgfältig feststecken und wieder mit Haarspray fixieren, damit er gut hält.

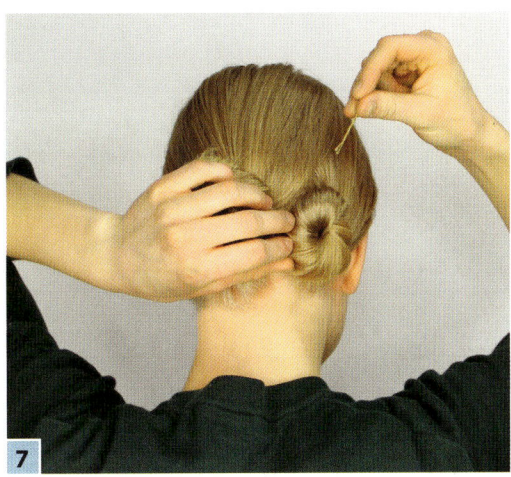

CLEVER!

Um Volumen zu gewinnen, kannst du die Haare am hinteren Oberkopf leicht toupieren, bevor du die drei Partien abteilst. Lässiger wirkt die Frisur, wenn du die Knoten etwas aufzupfst, sodass sie größer und lockerer werden.

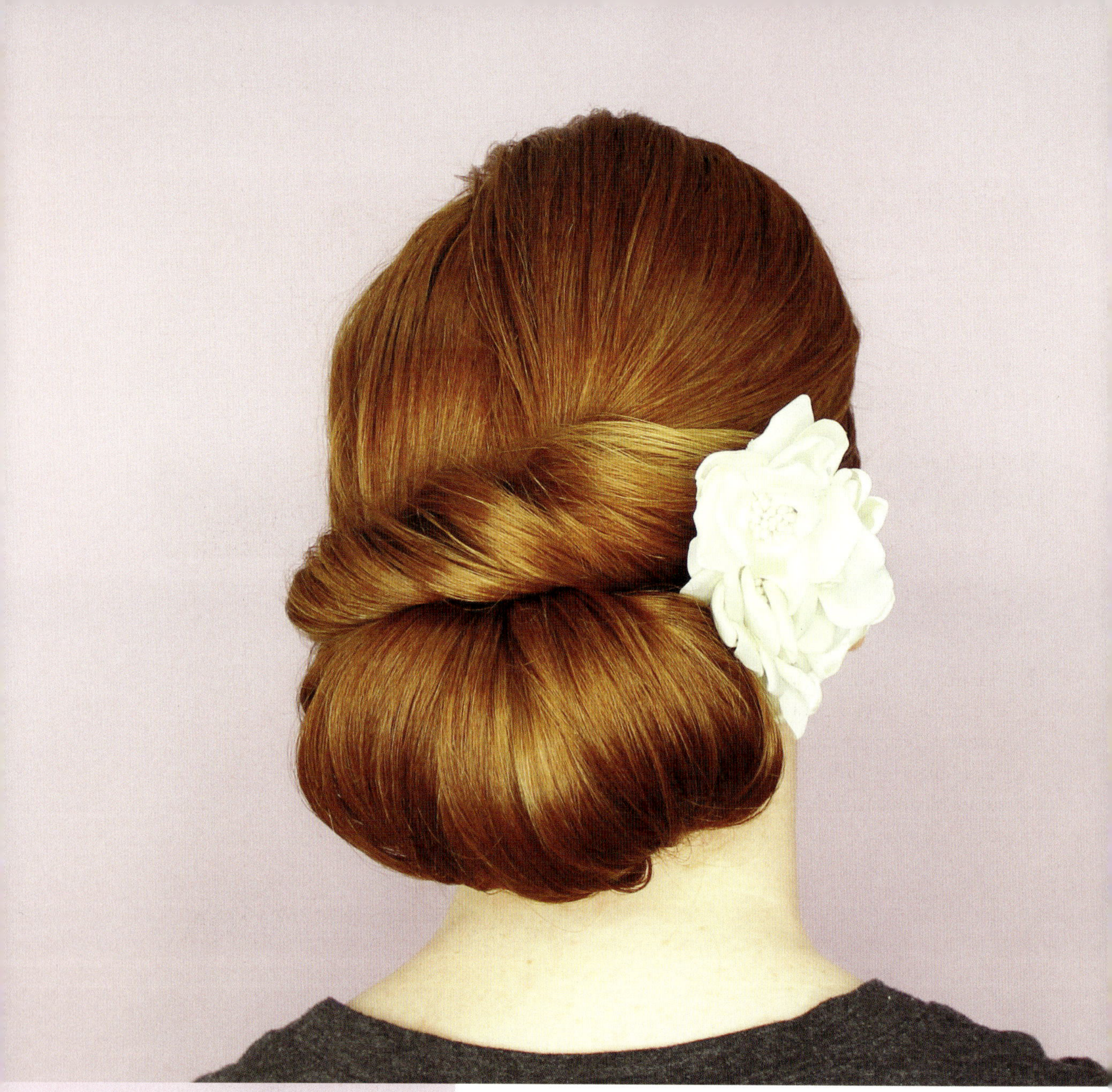

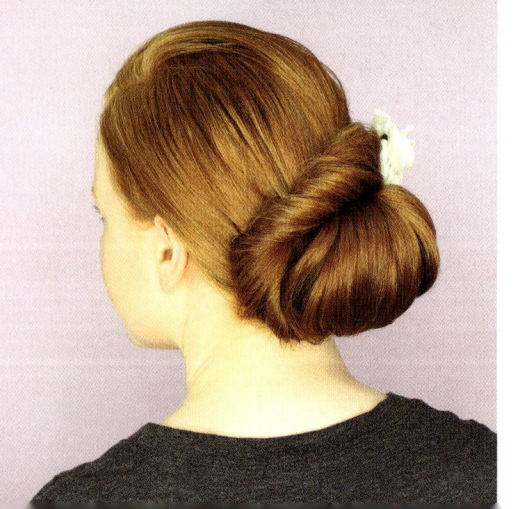

Umwickelter Halbknoten

Diese edle Hochsteckfrisur sieht viel schwieriger aus, als sie ist. Gehe einfach Schritt für Schritt vor, dann wird sie dir mühelos gelingen. Mit einer Blüte oder einem anderen schönen Haarschmuck verziert wirst du mit dieser Frisur auf dem nächsten Fest garantiert Aufsehen erregen.

ZUBEHÖR

» Weitzinkiger Kamm
» 1 Haarclip
» 2 transparente Haargummis
» Haarspray für starken Halt
» 5-6 Haarklemmen
» Haarschmuck (nach Belieben)

1. Die Haare gut kämmen. Einen abgewinkelten Scheitel bis zur Mitte des hinteren Oberkopfs und von dort zum rechten Ohr ziehen, die so entstandene viereckige Partie abteilen und mit einem Haarclip beiseitestecken. Sie wird später bearbeitet.

2. Die übrigen Haare nochmals kämmen und tief im Nacken mit einem transparenten Haargummi zu einem leicht nach links verschobenen Pferdeschwanz zusammenbinden. Damit die Haare schön glatt anliegen, kannst du sie vor dem Zusammenbinden mit Haarspray einsprühen.

3. Den Pferdeschwanz etwas lockern. Die Haare zwischen Haargummi und Haaransatz leicht auseinanderziehen und den Pferdeschwanz von oben nach unten durch die Lücke ziehen.

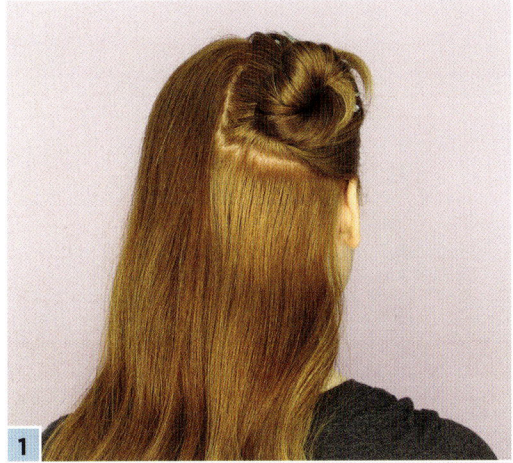

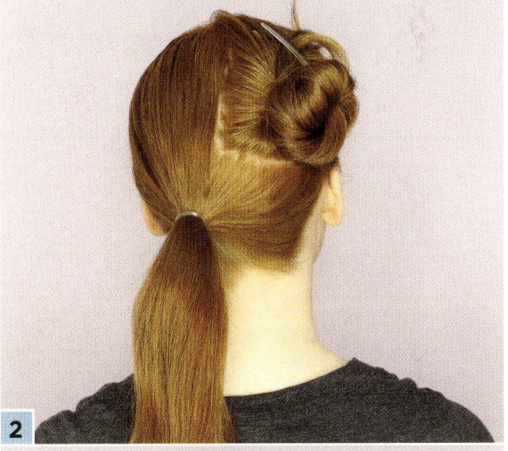

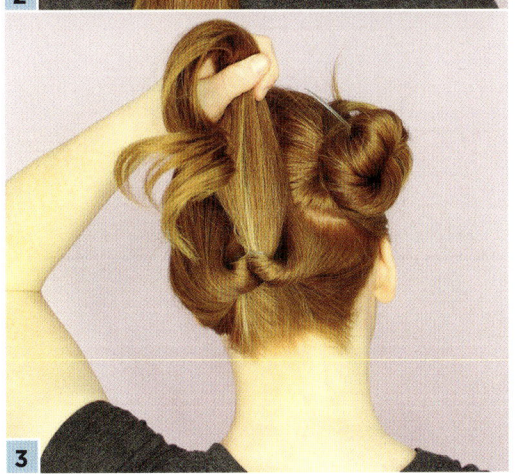

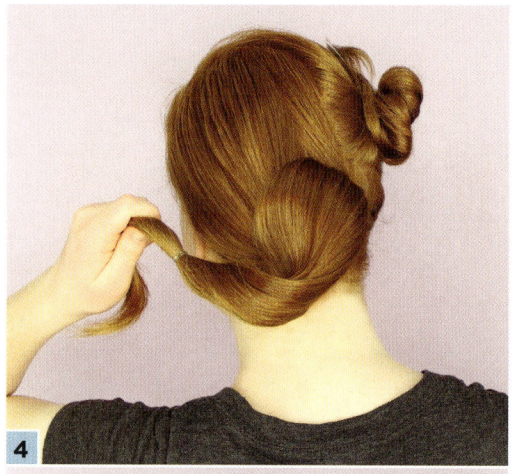

4. Das lose Ende des Pferdeschwanzes kämmen, mit Haarspray einsprühen und nochmals kämmen, damit die Haare glatt anliegen und nicht abstehen. Die Haarspitzen mit einem transparenten Haargummi zusammenhalten.

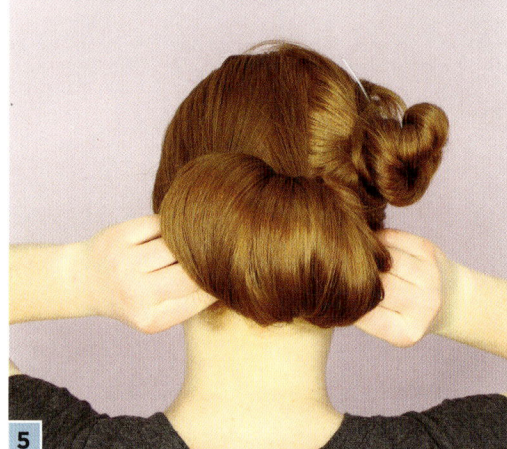

5. Den Pferdeschwanz nach oben einschlagen, sodass über seinem Ansatz eine füllige Rolle entsteht.

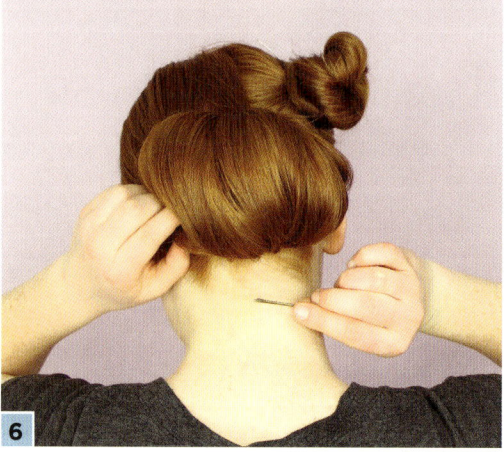

6. Um die Rolle sicher, aber unsichtbar zu fixieren, Haarklemmen waagerecht in ihre untere Lage schieben. Die Rolle mit Haarspray einsprühen und mit der Hand über sie streichen, um sie zu glätten und lose Härchen zu fixieren.

7. Den Clip aus der oberen Seitenpartie lösen. Die Haare kämmen, mit Haarspray einsprühen und nochmals kämmen. Dann die Partie nach oben eindrehen.

8. Die gedrehte Strähne über die Rolle und um ihre linke Seite legen, dann das Ende der Strähne unter die Rolle schieben und feststecken. Die fertige Frisur nochmals mit Haarspray fixieren. Nun kannst du an der rechten Seite der Rolle noch eine Blüte oder einen anderen Haarschmuck befestigen.

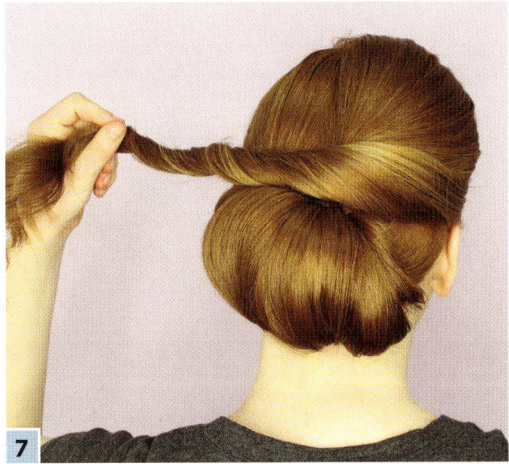

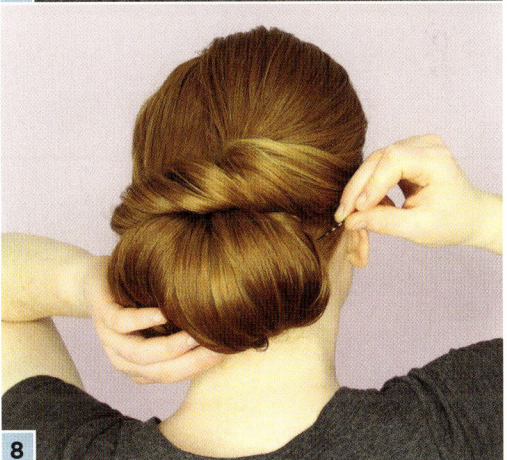

CLEVER!

Vor und nach jedem Schritt die Haare mit Haarspray besprühen, damit sie glatt anliegen. Die gedrehte Strähne mit zwei bis drei Haarklemmen über der Rolle fixieren. Falls die Rolle sich lockert, kannst du zusätzliche Haarklemmen verwenden. Wichtig ist nur, dass diese gut versteckt innerhalb der Rolle befestigt sind.

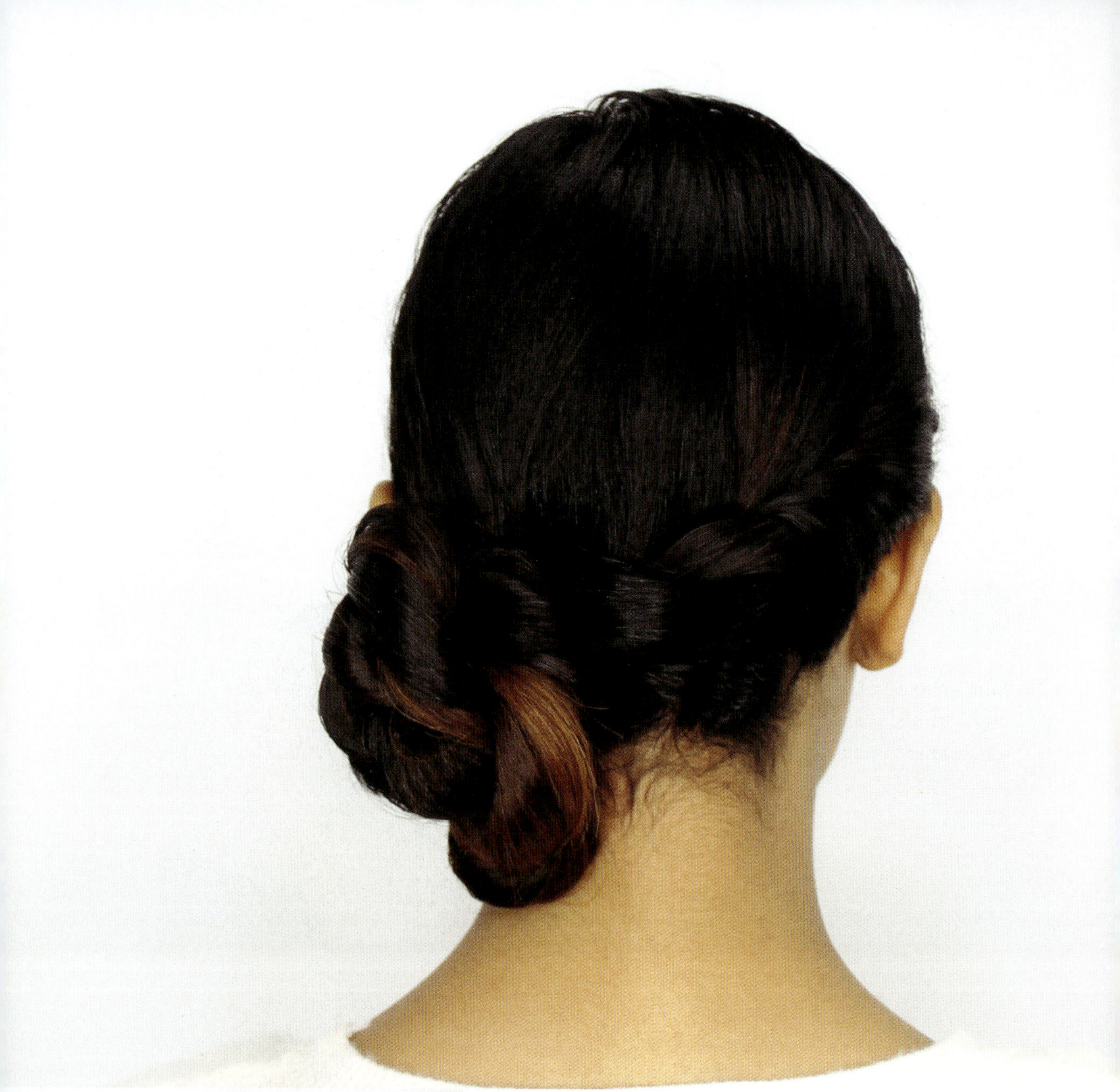

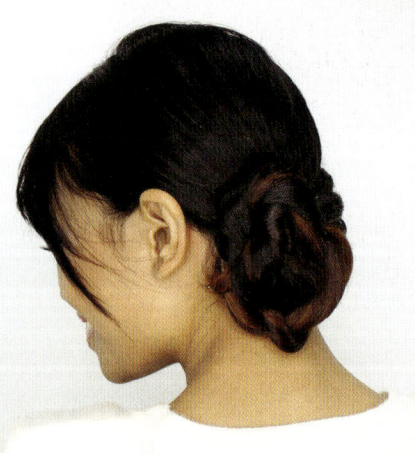

Geflochtener Kordelknoten

Bei dieser Frisur kommt der seitliche Nackenknoten einmal in neuer Aufmachung daher. Er besteht aus einem langen, fest aufgerollten Kordelzopf. Die Frisur ist bürotauglich, du kannst sie aber auch zum Einkaufen oder zu einem Mittagessen mit Freundinnen tragen.

ZUBEHÖR

» Weitzinkiger Kamm
» 1 transparentes Haargummi
» 4–6 Haarklemmen
» Haarspray für starken Halt

1. Die Haare kämmen. Am Oberkopf einen Scheitel ziehen, der hinter dem rechten Ohr endet. Die vordere Haarpartie mit der Hand festhalten.

2. Die abgetrennte Partie in zwei Strähnen teilen. Die untere Strähne über die obere legen.

3. Eine weitere Strähne zu den beiden ersten hinzunehmen und die Strähnen wieder umeinander drehen.

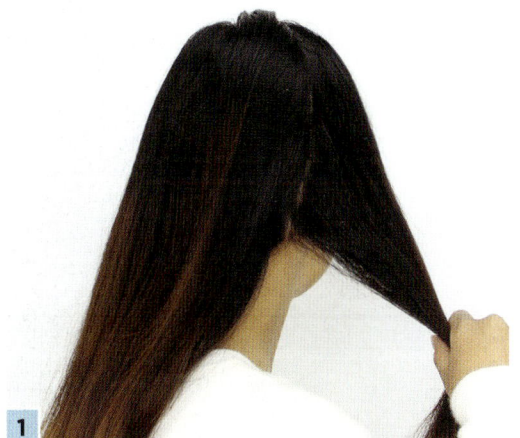

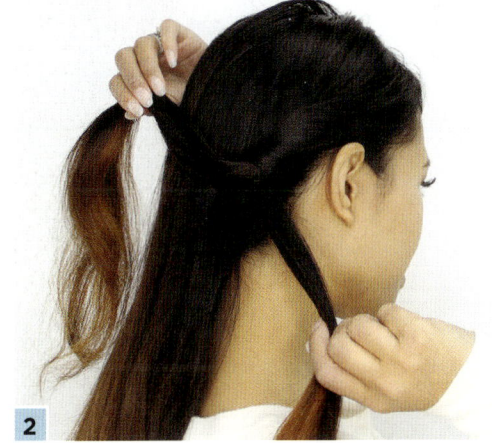

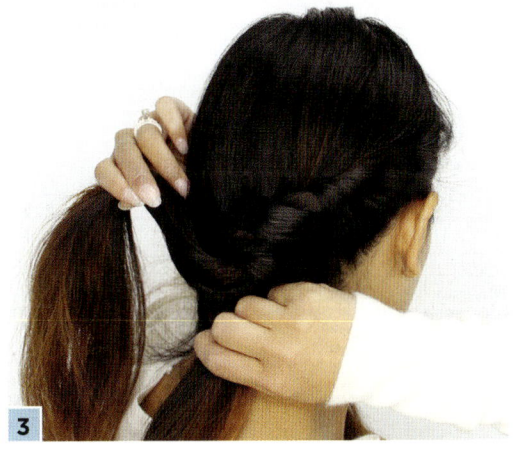

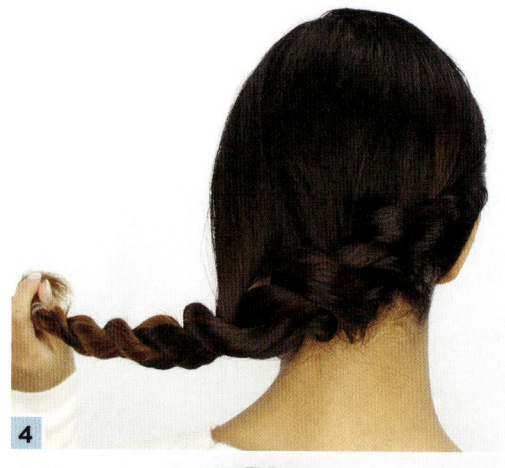

4. Den Kordelzopf fortsetzen, dabei immer wieder dünne Haarsträhnen hinzunehmen. Wenn alle Haare in den Zopf integriert sind, die Haare bis zu den Spitzen weiter eindrehen. Die Haarspitzen mit einem transparenten Haargummi zusammenhalten.

5. Den Kordelzopf im Nacken hinter dem linken Ohr zu einer Schnecke einrollen und von außen nach innen mit Haarklemmen feststecken. Zuletzt die Frisur mit Haarspray fixieren und abstehende Härchen mit den Händen glatt streichen.

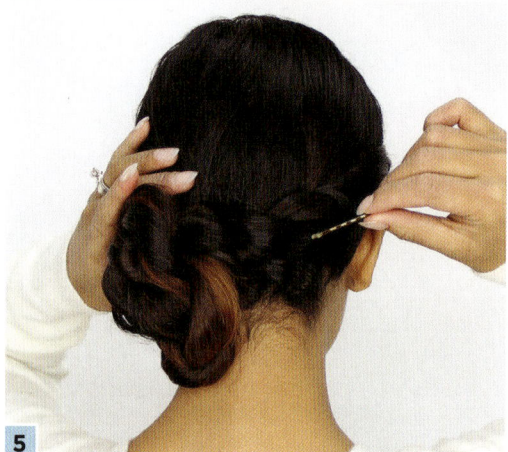

CLEVER!

Die Haare vor jeder Drehung kämmen und mit Haarspray einsprühen, damit der fertige Knoten sicher hält und schön ordentlich aussieht.

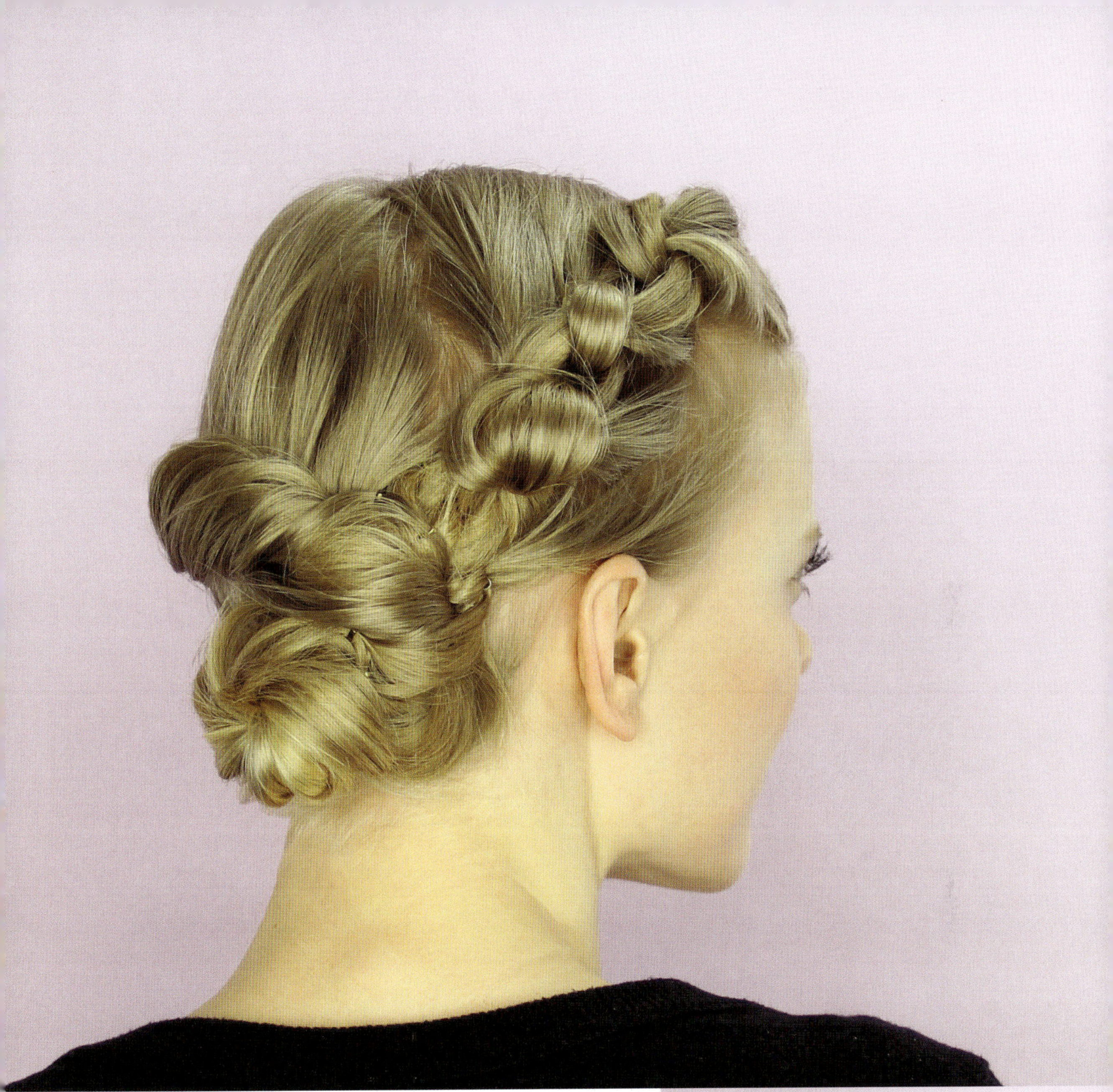

Vielfach geknotet

Für diese originelle Frisur werden in eine seitliche Haarsträhne mehrere kleine Knoten geknüpft. Für den Nackenknoten gibt es verschiedene Gestaltungsmöglichkeiten. Probiere zuerst diese Variante aus und experimentiere dann mit anderen. Diese alltagstaugliche Frisur wird in jedem Fall für Gesprächsstoff sorgen.

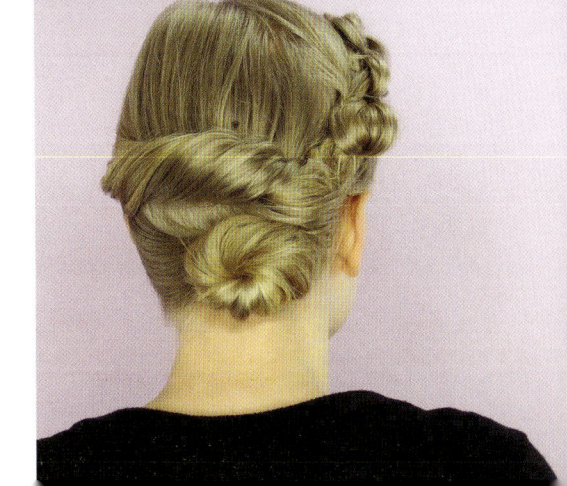

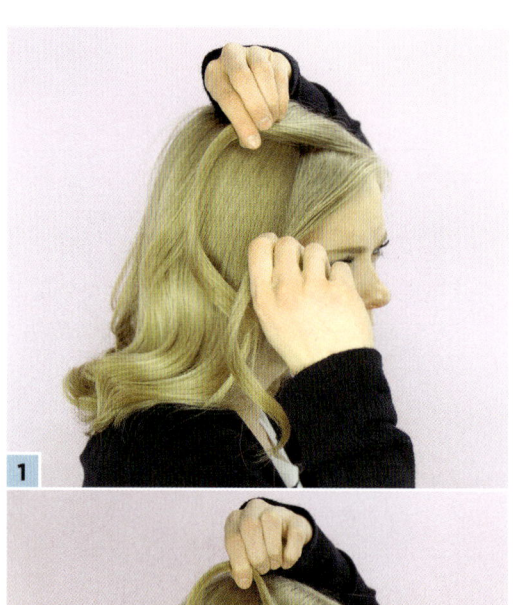

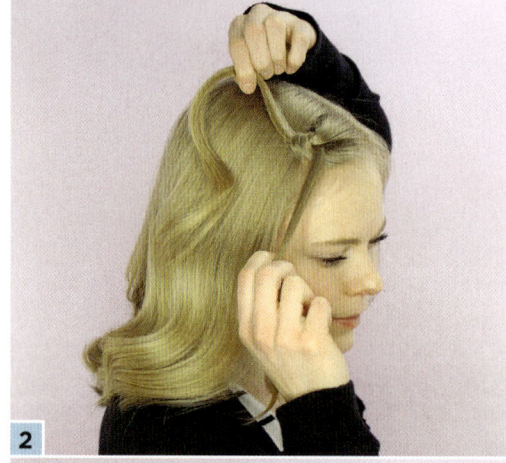

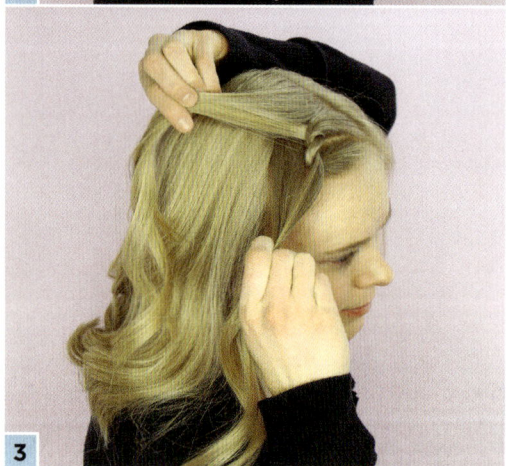

ZUBEHÖR

» Weitzinkiger Kamm
» 1 transparentes Haargummi
» 6–8 Haarklemmen
» Haarspray für starken Halt

1. Die Haare kämmen, dann auf der linken Seite einen tiefen Seitenscheitel ziehen. Etwa 5 cm oberhalb des Haaransatzes und rechts vom Scheitel eine dreieckige Partie abtrennen und diese in zwei Strähnen teilen.

2. Die vordere Strähne in die linke Hand nehmen, die hintere Strähne in die rechte. Nun die Strähne in der linken Hand über die in der rechten legen, dabei eine kleine Lücke lassen. Die Spitzen der Strähne, die du nun in der rechten Hand hälst, von oben nach unten durch die Lücke schieben. Den Knoten dicht am Kopf festziehen.

3. Einige Haare zur linken Strähne hinzunehmen. Danach auch zur rechten Strähne einige Haare hinzufügen.

4. Für den nächsten Knoten die Strähnen wieder kreuzen und die Spitzen durchziehen. Den Knoten vorsichtig festziehen.

5. Wieder Haare zu beiden Strähnen hinzunehmen und den dritten Knoten binden.

6. Die Haare mit einem transparenten Haargummi zusammenhalten.

7. Über dem linken Ohr eine 2,5 cm breite Strähne aufnehmen und in sich und nach oben drehen. Weiter drehen, dabei die Haarkordel zum rechten Ohr führen und dabei weitere Haarsträhnen hinzunehmen.

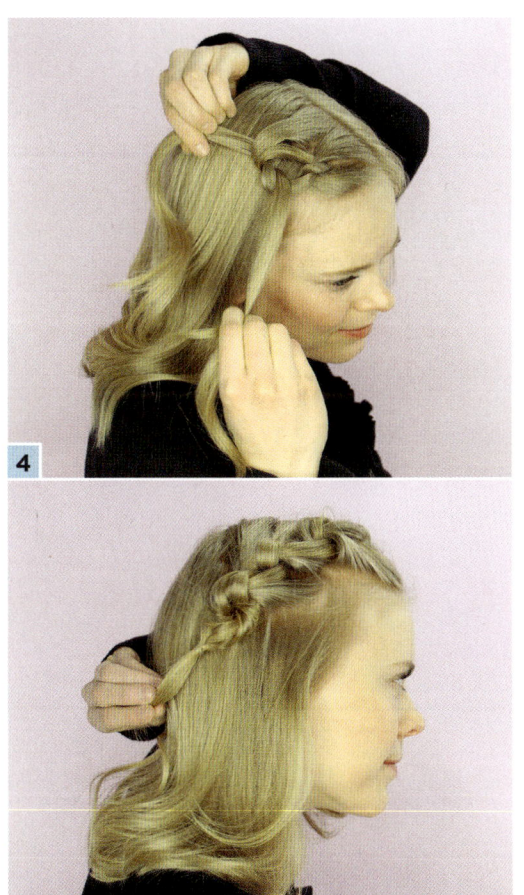

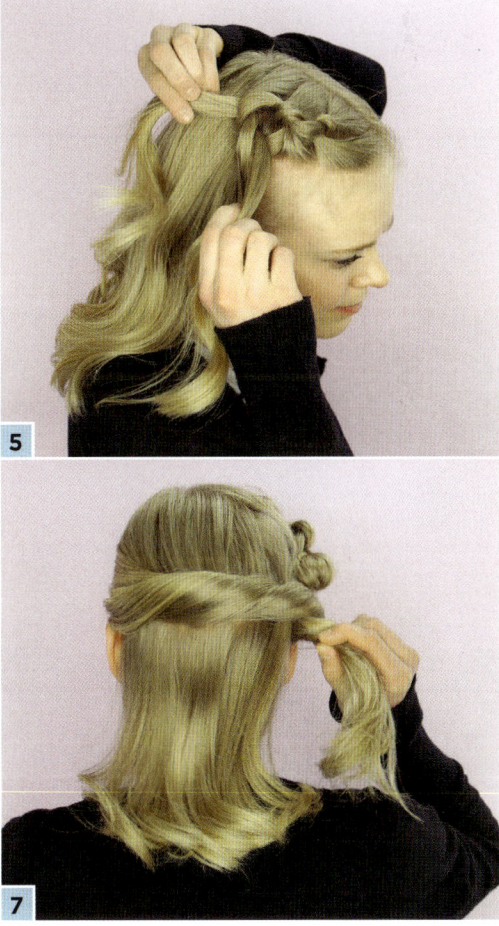

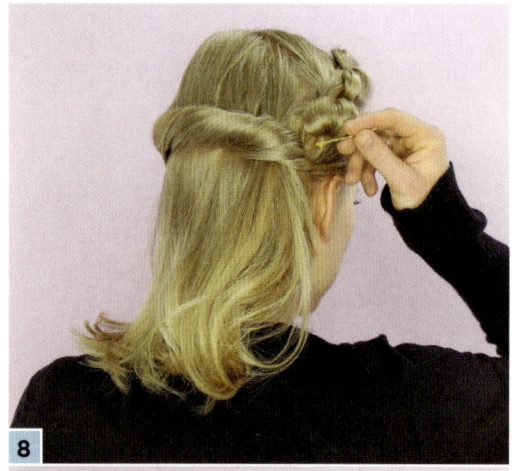

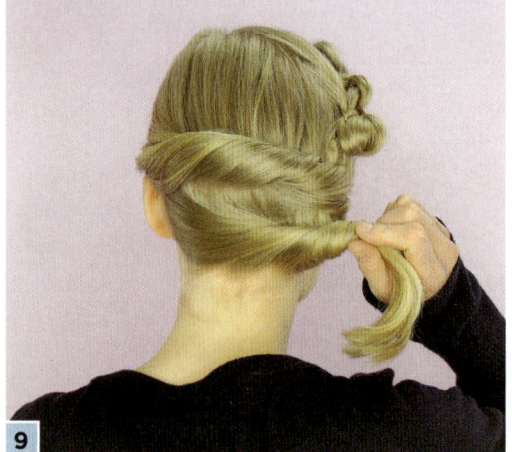

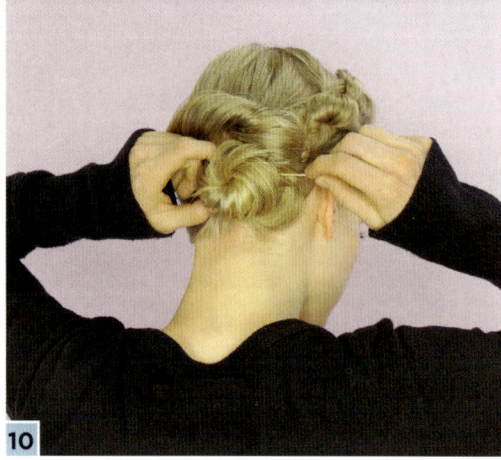

8. Die Kordel direkt hinter dem rechten Ohr so feststecken, dass sie das Haargummi der geknoteten Strähnen verdeckt.

9. Die übrigen Haare ebenfalls in sich drehen und zum rechten Ohr führen.

10. Die eingedrehte Haarpartie hinter dem rechten Ohr zum Knoten legen und von außen nach innen unsichtbar mit Haarklemmen fixieren. Die Frisur großzügig mit Haarspray fixieren.

CLEVER!

Kämme die losen Haare nach jedem Knoten durch, um sie zu glätten. Der Knoten im Nacken (Schritt 10) kann leicht auseinandergezupft werden, damit er voluminöser aussieht.

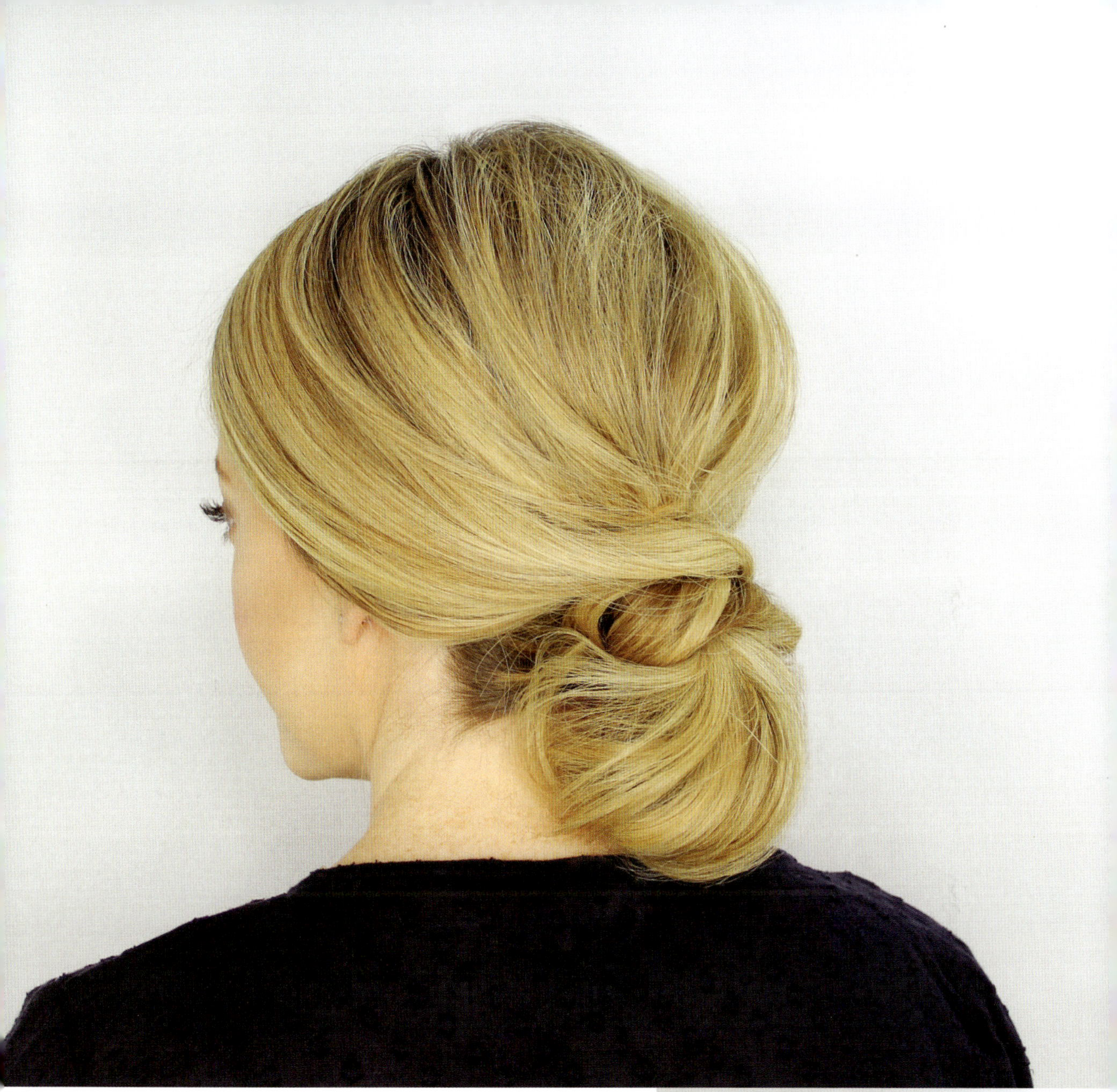

Verschlungen

Dieser locker verschlungene Nackenknoten ist ganz im Retrostil, der gerade so im Trend ist. Die Frisur ist schnell gemacht und eignet sich zum Ausgehen ebenso gut wie für einen gemütlichen Tag zu Hause. Gerade wegen der Vielseitigkeit wird dies vielleicht bald deine Lieblingsfrisur.

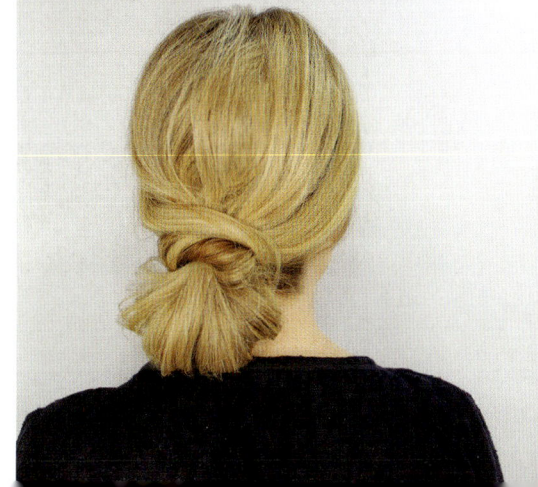

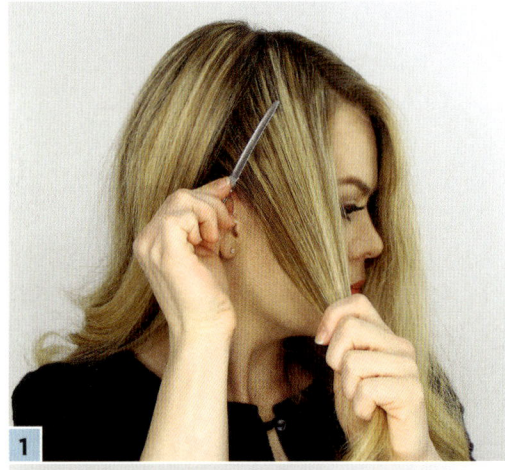

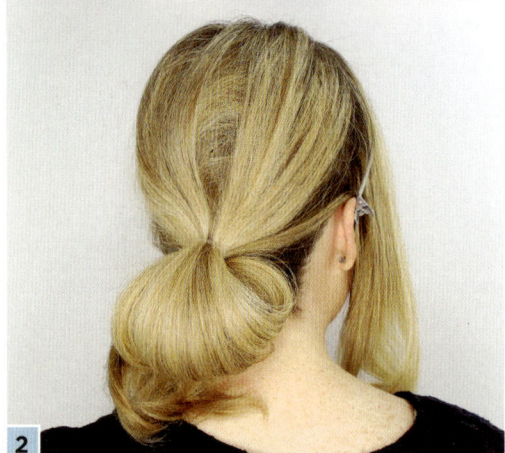

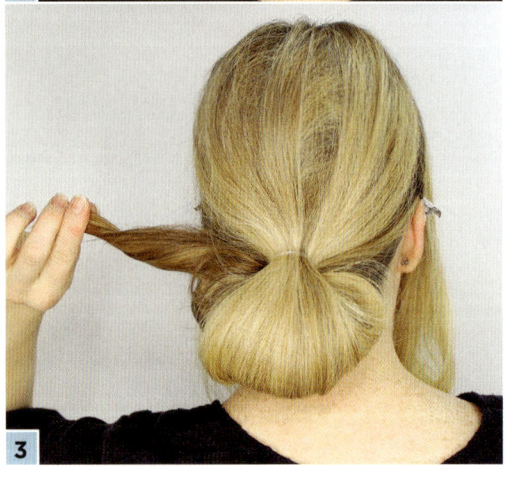

ZUBEHÖR

» 2 Haarclips
» Paddle Brush
» 1 transparentes Haargummi
» 6–7 Haarklemmen
» Haarspray für mittleren Halt
» Weitzinkiger Kamm

1. Auf der rechten Seite vom Oberkopf bis zum rechten Ohr eine 5 cm breite Haarpartie abteilen und mit einem Clip beiseitestecken. Ebenso auf der linken Seite vom Oberkopf zum linken Ohr eine 5 cm breite Partie abteilen und mit einem Clip beiseitestecken.

2. Die hintere Haarpartie kämmen, dann zu einem tiefen Pferdeschwanz zusammenfassen. Die Hälfte des Pferdeschwanzes zur Schlaufe legen und diese mit einem transparenten Haargummi zusammenhalten.

3. Die andere Hälfte des Pferdeschwanzes, die nicht zur Schlaufe gelegt wurde, an den Haarspitzen festhalten und in sich drehen.

4. Die gedrehte Haarpartie so oft wie möglich um das Haargummi wickeln. Das Ende der gedrehten Partie unter die Haarschlaufe schieben und dort unsichtbar mit Haarklemmen fixieren.

5. Den Clip aus der rechten vorderen Partie lösen. Die Haarpartie mit Haarspray einsprühen und glatt kämmen. Die Strähne über den Ansatz der Haarschlaufe im Nacken legen und entgegen dem Uhrzeigersinn um sie wickeln.

6. Das Ende der Strähne unsichtbar feststecken.

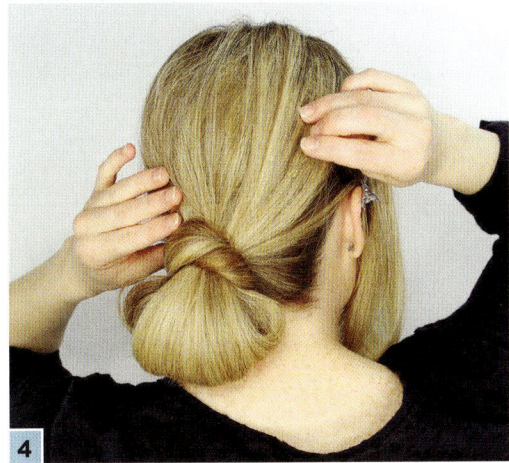

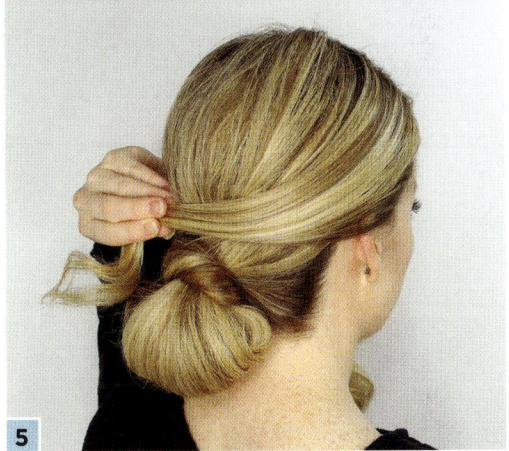

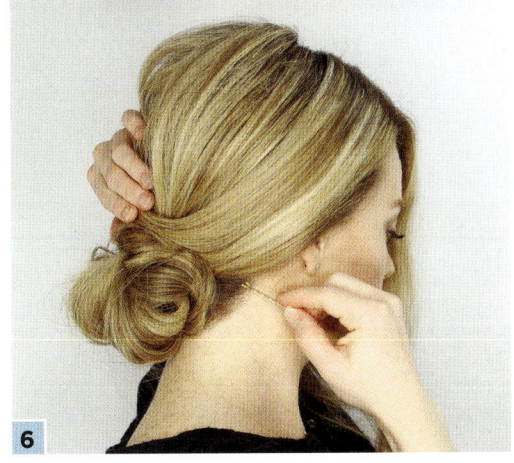

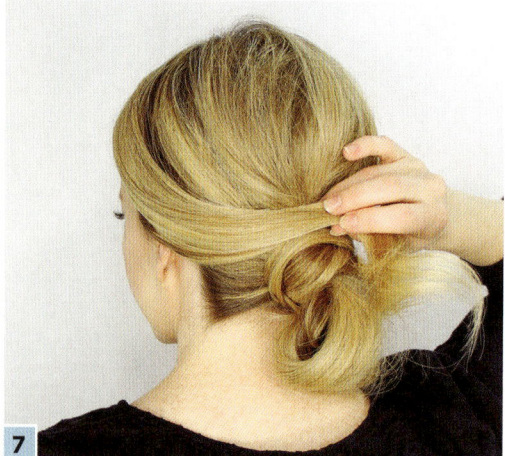

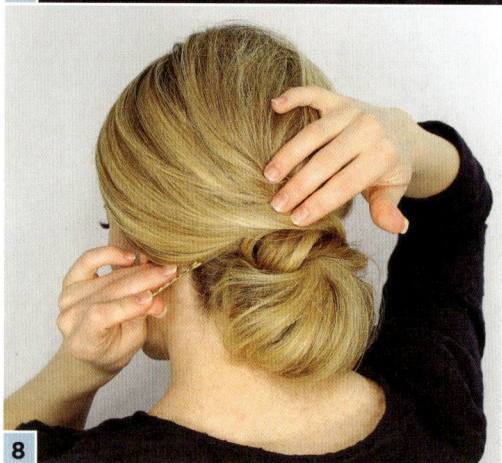

7. Nun den Clip aus der vorderen linken Partie lösen. Die Haarpartie mit Haarspray einsprühen und glatt kämmen. Die Strähne wie in Schritt 5 über die Schlaufe im Nacken legen, jedoch im Uhrzeigersinn um sie wickeln.

8. Das Ende der linken Strähne ebenfalls unsichtbar mit Haarklemmen fixieren. Die Frisur großzügig mit Haarspray besprühen. Mit den Händen über die Frisur streichen, um lose oder abstehende Härchen zu glätten.

CLEVER!

Du kannst die Haare auch zuerst toupieren und das Deckhaar dann vorsichtig glätten. Nach dem letzten Schritt kannst du die Haare am Oberkopf etwas aufzupfen, damit die Frisur mehr Volumen bekommt.

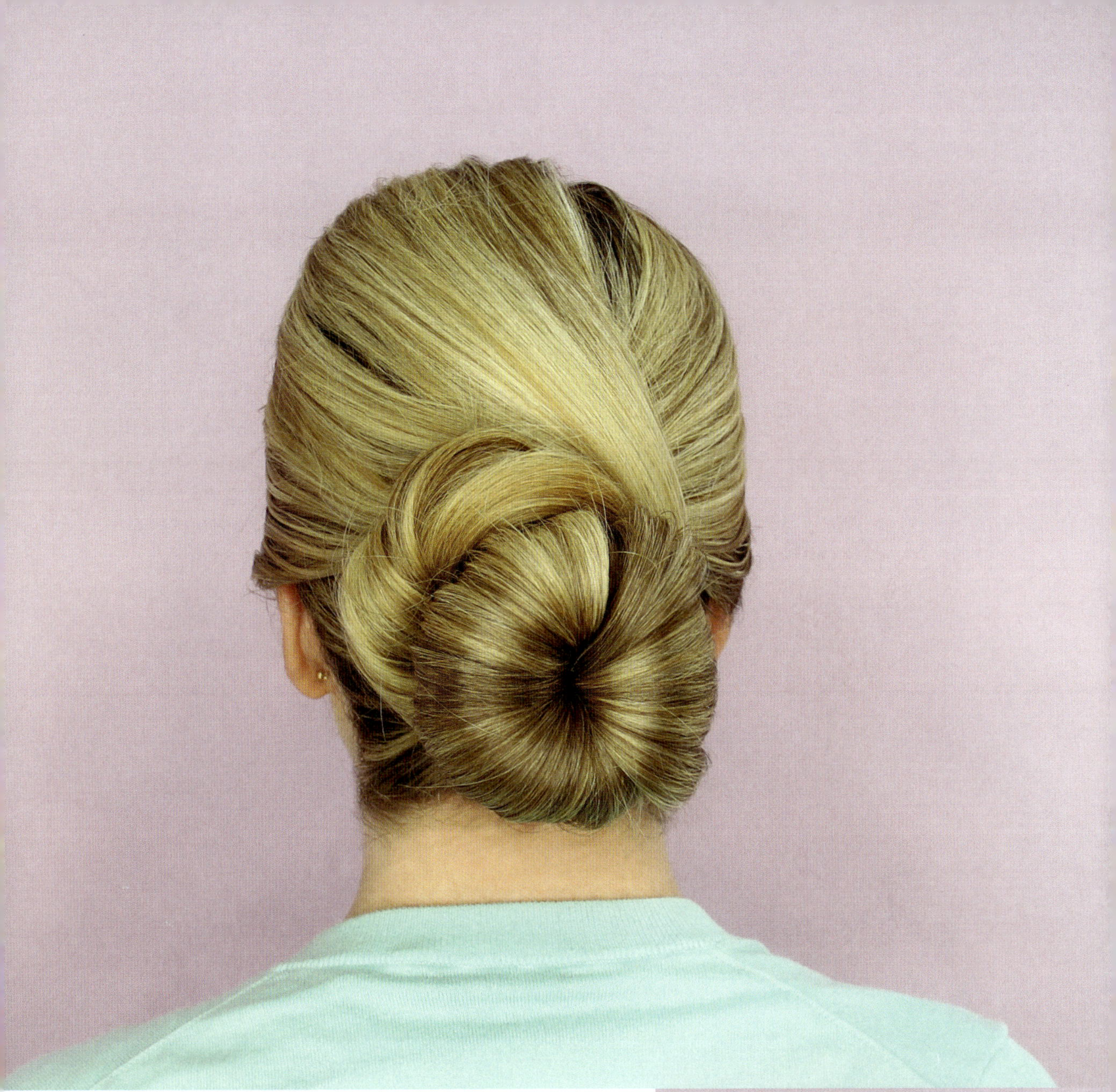

Doppelt gewickelt

Knotenfrisuren sind ausgesprochen praktisch. Wenn du es eilig hast, kannst du die Haare einfach lässig zusammenraffen. Für einen etwas eleganteren Auftritt ist die folgende Frisur jedoch besser geeignet. Der Knoten bekommt durch einen Haar-Donut mehr Volumen (siehe Kapitel 1). Die gewickelten Strähnen geben der Frisur ihre besondere Raffinesse.

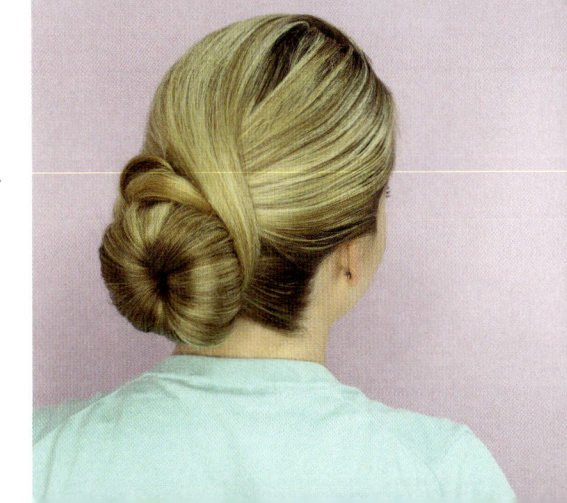

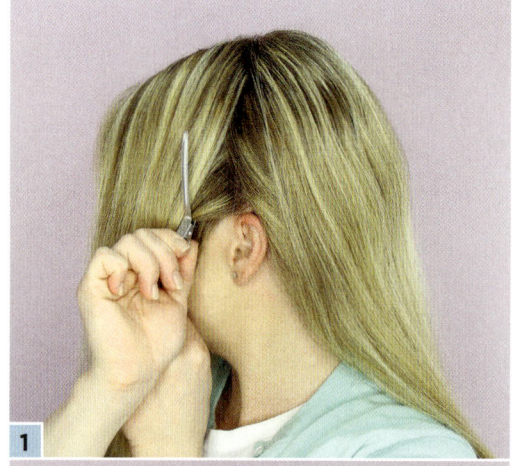

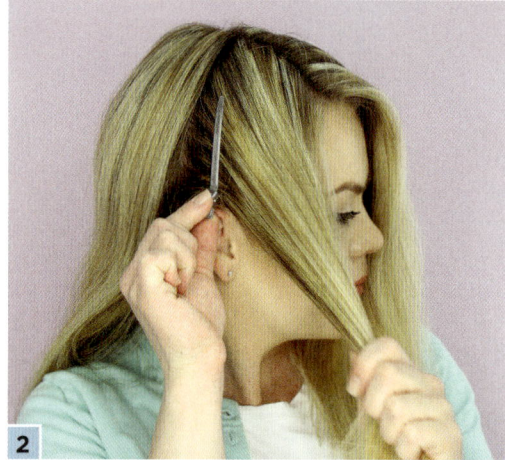

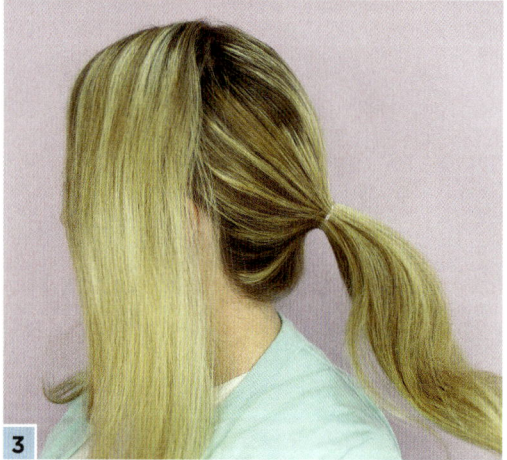

ZUBEHÖR

» 2 Haarclips
» Weitzinkiger Kamm
» 2 transparente Haargummis
» 1 Haar-Donut
» 4–6 Haarklemmen
» Haarspray für starken Halt

1. Die vordere Haarpartie vom Scheitel bis zum linken Ohr abteilen und mit einem Haarclip beiseitestecken.

2. Ebenso auf der anderen Seite des Scheitels verfahren. Diese vorderen Haarpartien werden später um den Knoten gewickelt.

3. Die übrigen Haare kämmen und am Hinterkopf knapp unterhalb der Ohren mit einem transparenten Haargummi zu einem Pferdeschwanz zusammenbinden.

4. Einen Haar-Donut über den Pferdeschwanz ziehen.

5. Den Kopf nach vorn neigen und die
Haare des Pferdeschwanzes so auf dem
Haar-Donut verteilen, dass dieser gleichmäßig bedeckt ist. Die Haare mit einem
transparenten Haargummi fixieren.

6. Die abstehenden Haarspitzen um das
Haargummi wickeln und unterhalb des
Knotens mit Haarklemmen feststecken.
Die Klemmen von außen zur Mitte ein-
schieben, damit sie nicht zu sehen sind.

7. Den Clip aus der rechten vorderen Haarpartie entfernen. Die Haare kämmen,
mit Haarspray einsprühen und nochmals
kämmen.

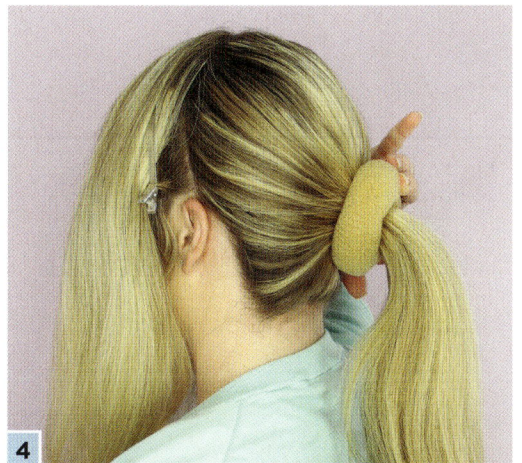

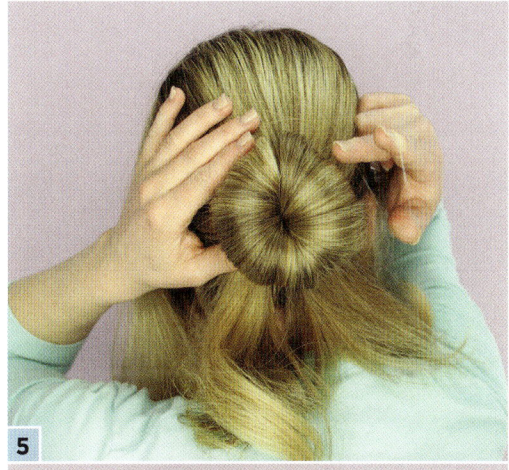

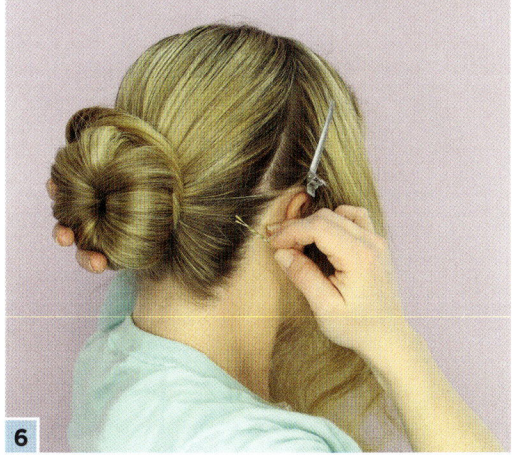

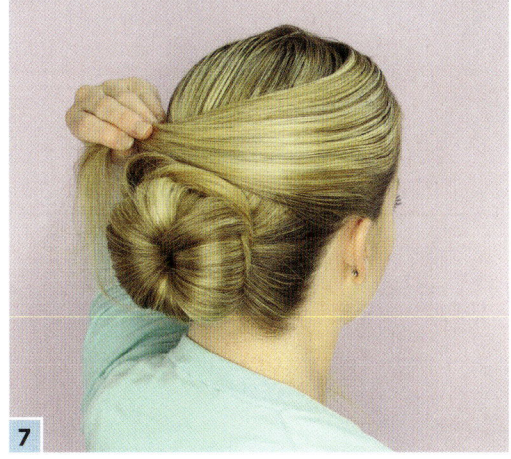

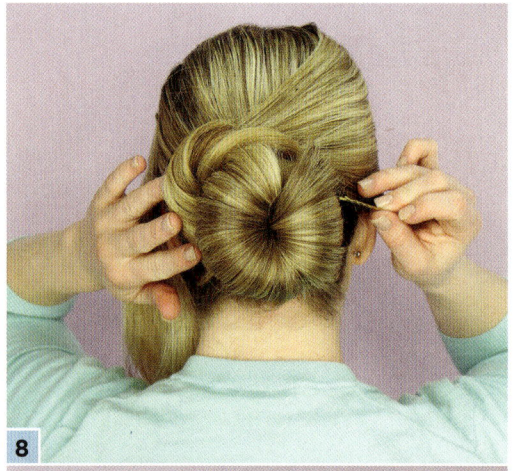

8. Die rechte Haarpartie über den Knoten legen, entgegen dem Uhrzeigersinn um ihn wickeln und das Ende unauffällig feststecken.

9. Den Clip aus der vorderen linken Haarpartie entfernen. Die Haare kämmen, mit Haarspray einsprühen und nochmals kämmen, um sie zu glätten und abstehende Härchen zu glätten. Die linke Partie ebenfalls über den Knoten legen, aber im Uhrzeigersinn um ihn wickeln.

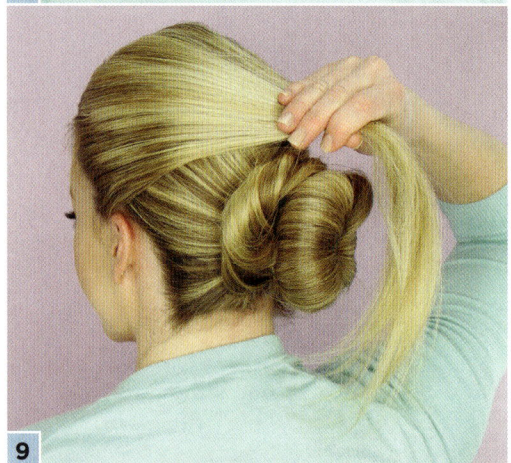

10. Das Ende der linken Haarpartie unsichtbar mit Haarklemmen feststecken. Zum Schluss die Frisur mit Haarspray fixieren, damit sie den ganzen Tag lang hält.

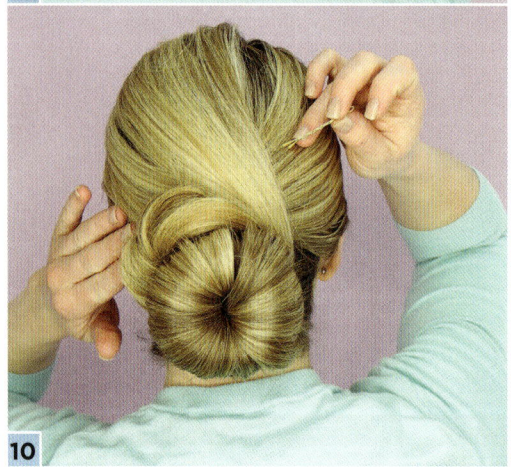

CLEVER!

Wenn du einen Seitenscheitel trägst, sind die beiden vorderen Strähnen ungleich dick. Lege in diesem Fall zuerst die dünnere Strähne um den Knoten und dann die dickere Strähne darüber. Vorher beide Strähnen kämmen und mit Haarspray besprühen, damit die Haare schön glatt anliegen.

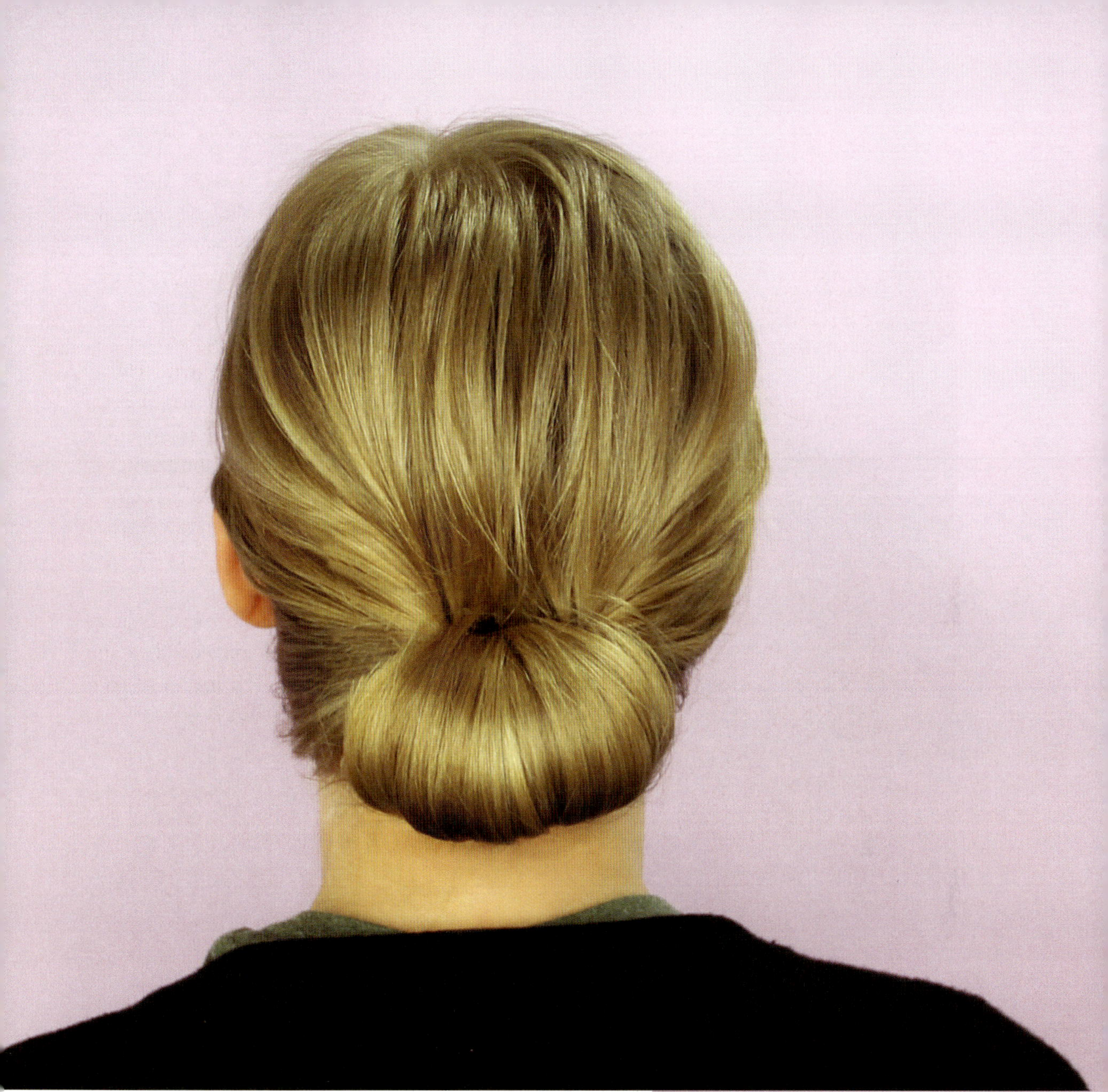

Kleiner Einschlagknoten

Dieser schlichte Knoten sieht edel aus und gelingt mühelos, wenn du erst einmal den Dreh heraushast. Soll der Knoten etwas lässiger aussehen, kannst du ihn vor dem Einschlagen auch leicht toupieren. Schnell fertig und wandelbar – was will man mehr?

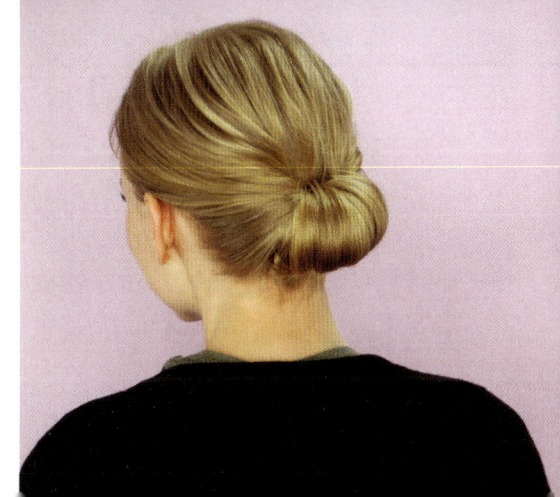

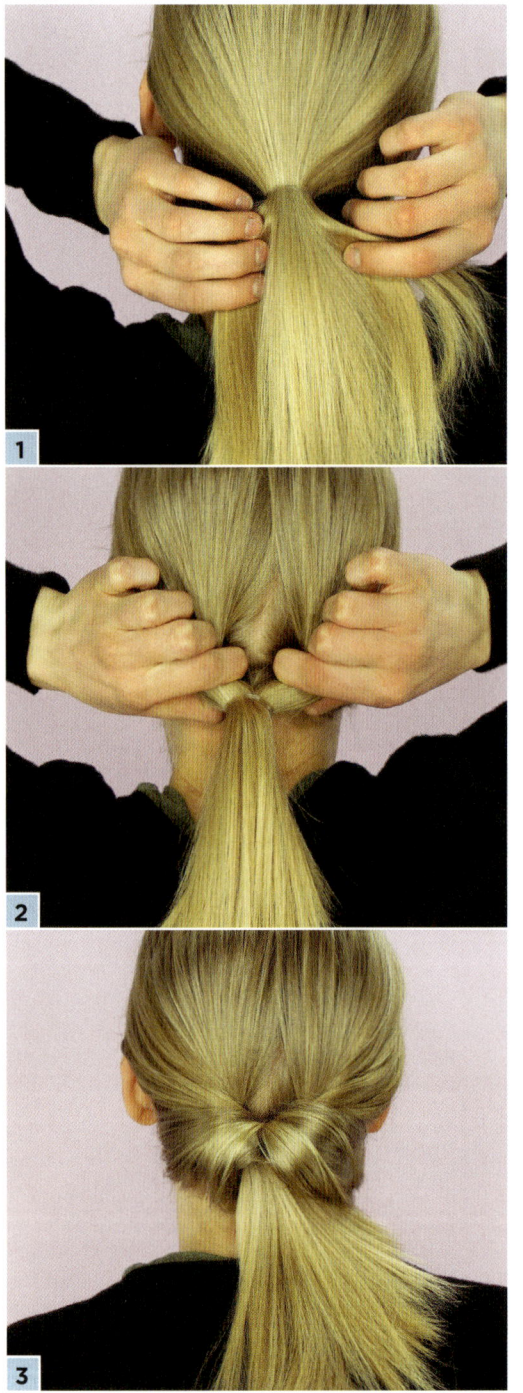

ZUBEHÖR

» Weitzinkiger Kamm
» 1 transparentes Haargummi
» Haarspray für mittleren Halt
» 4–6 Haarklemmen

1. Alle Haare im Nacken mit einem transparenten Haargummi zu einem tiefen Pferdeschwanz zusammenbinden. Den Pferdeschwanz kämmen und mit Haarspray besprühen, damit die Haare schön glatt anliegen.

2. Die Haare mit den Fingern zwischen Haargummi und Haaransatz teilen.

3. Den Pferdeschwanz von oben nach unten durch die so entstandene Lücke ziehen.

4. Von oben in die Lücke greifen und den Pferdeschwanz zur Hälfte wieder herausziehen. Dadurch bildet er eine Schlaufe. Wichtig ist, dass die Haarspitzen gut versteckt hinter der Schlaufe liegen.

5. Die Schlaufe zu einer breiten Rolle auseinanderziehen und Haarklemmen von oben nach unten einstecken. Zuletzt die Frisur mit Haarspray fixieren und abstehende Härchen mit den Händen vorsichtig glätten.

CLEVER!

Vor dem Durchziehen kannst du die Unterseite des Pferdeschwanzes toupieren. So bekommt die Rolle mehr Volumen.

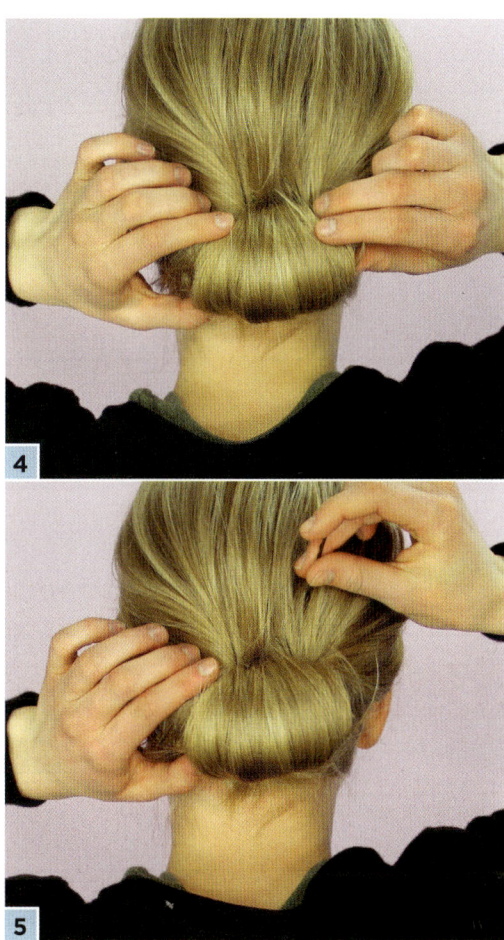

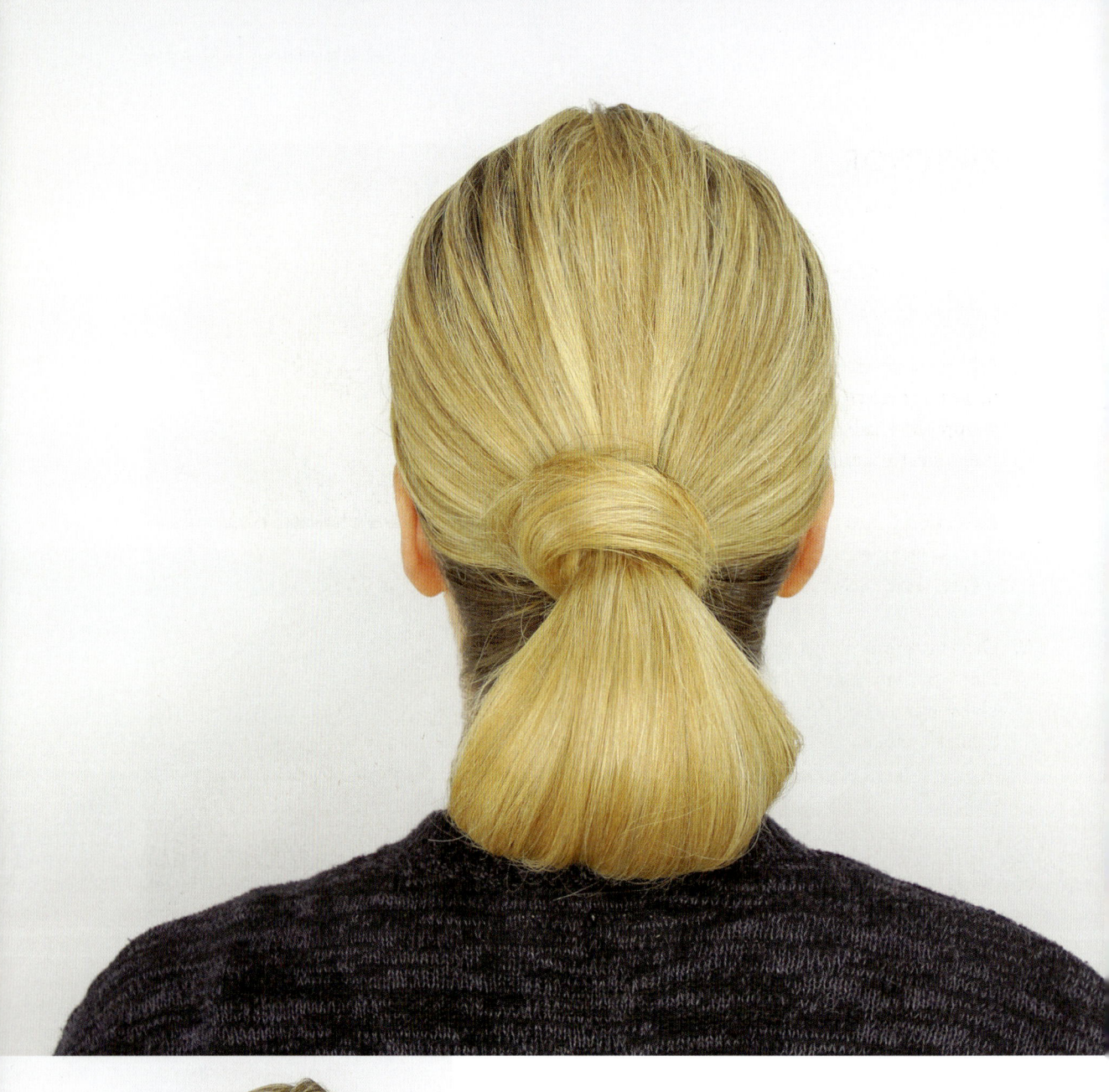

Schnelle Schlaufe

Dies ist eine Frisur für Tage, an denen du es sehr eilig hast
und trotzdem etwas Neues ausprobieren möchtest. Sie ist
besonders schnell fertig, weil du weder flechten noch andere
komplizierte Schritte ausführen musst – und trotzdem sieht
dein Haar perfekt gestylt aus. Du wirst diese Frisur lieben!

ZUBEHÖR

- » Weitzinkiger Kamm
- » Haarspray für starken Halt
- » 1 transparentes Haargummi
- » 2–3 Haarklemmen

1. Alle Haare straff nach hinten kämmen, mit Haarspray besprühen und
   knapp unterhalb der Ohren zu einem
   Pferdeschwanz zusammenfassen.

2. Ein transparentes Haargummi einmal um
   den Pferdeschwanz legen und diesen vollständig durchziehen.

3. Das Haargummi noch einmal um den
   Pferdeschwanz legen, aber nun die
   Haare nur so weit durchziehen, dass eine
   Schlaufe entsteht.

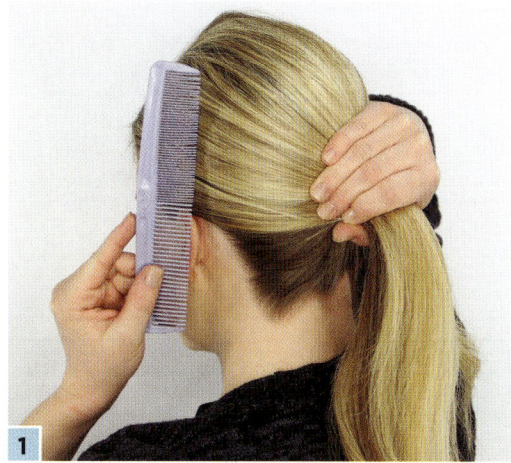

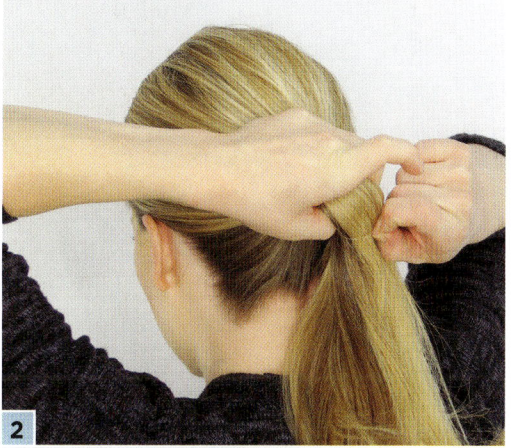

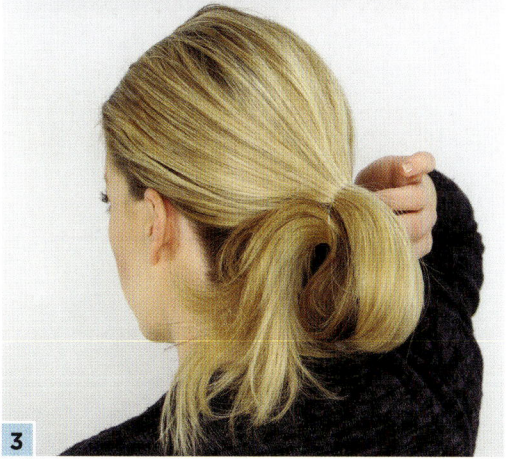

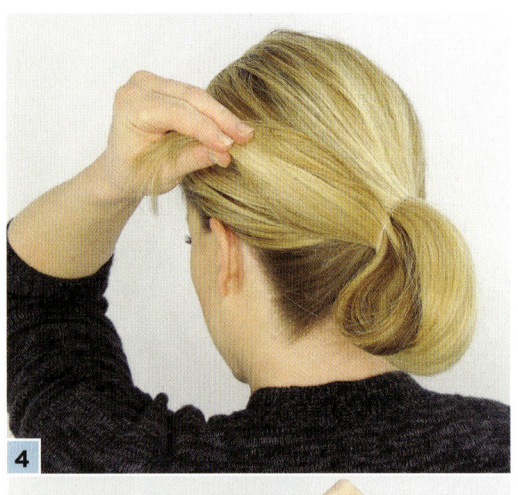

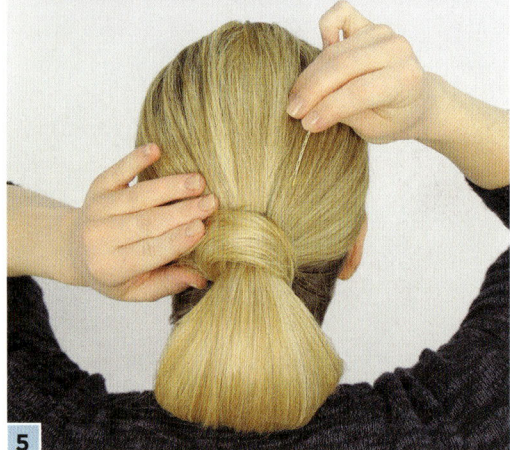

4. Das lose Ende des Pferdeschwanzes um das Haargummi wickeln.

5. Die Haarspitzen unauffällig mit Haarklemmen feststecken. Dann die fertige Frisur mit Haarspray fixieren.

CLEVER!

Die Größe der Schlaufe kannst du dadurch bestimmen, wie weit du die Haare beim zweiten Mal durch das Haargummi ziehst. Gleich danach die Schlaufe mit Haarspray besprühen und mit den Händen glätten.

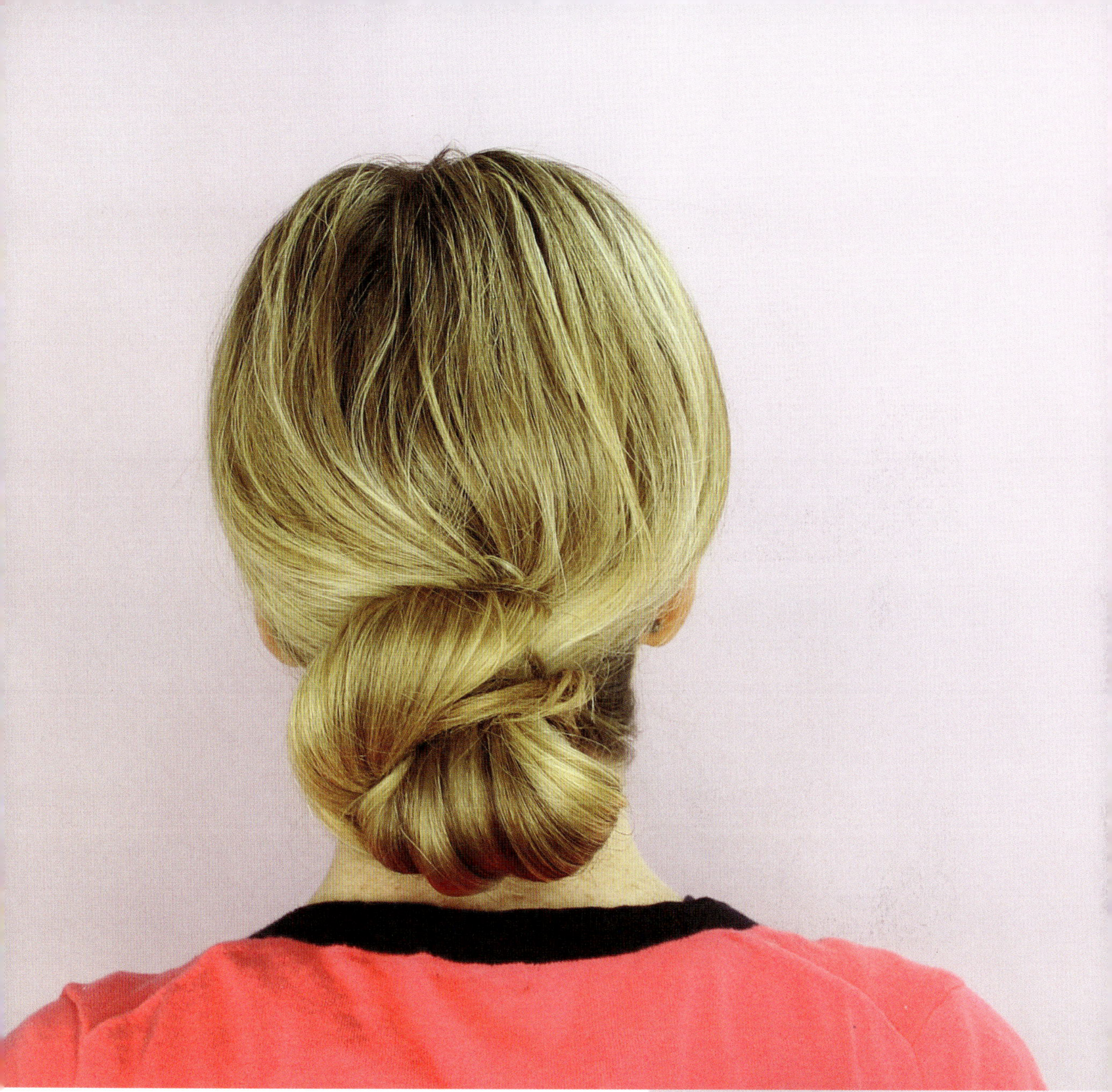

Schnell gedreht

Dieser schöne Knoten ist so unglaublich einfach, dass er sich garantiert einen festen Platz in deinem Repertoire erobern wird. Er eignet sich für alle Haartypen und seine Größe kannst du nach Geschmack variieren.

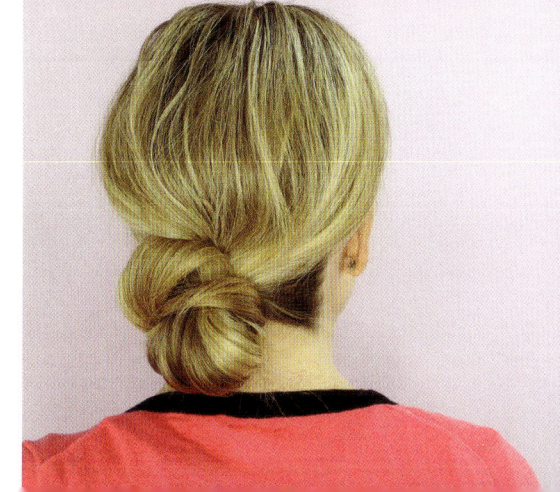

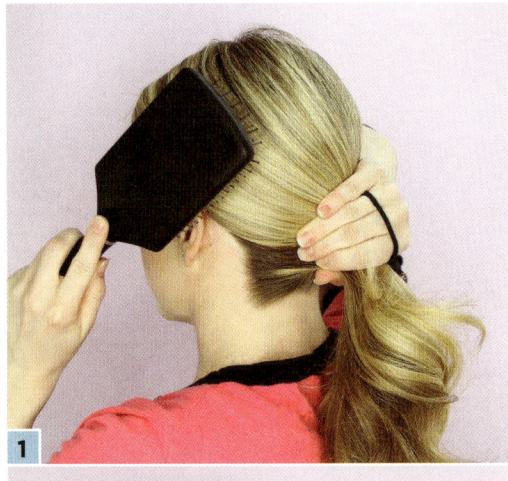

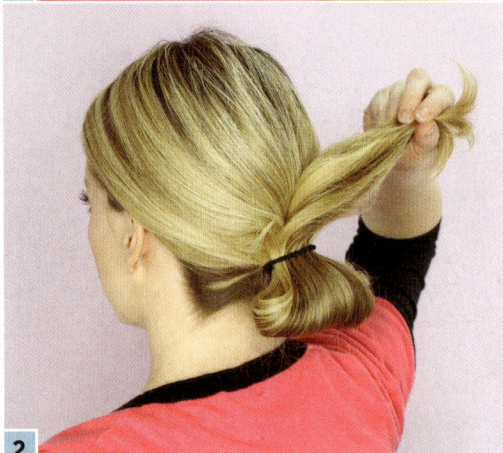

ZUBEHÖR

» Paddle Brush
» Haarspray für mittleren Halt
» 1 Zopfgummi
» 3–4 Haarklemmen

1. Die Haare mit der Bürste kämmen und glätten, mit Haarspray besprühen und im Nacken zu einem Pferdeschwanz zusammenfassen.

2. Ein Zopfgummi um den Pferdeschwanz legen, aber die Haare nur zur Hälfte durchziehen, sodass eine Schlaufe entsteht. Die Haarspitzen liegen oben.

3. Die Haarspitzen um das Zopfgummi legen und mit Klemmen feststecken.

4. Die Haare am Hinterkopf etwas aufzupfen, damit sie mehr Volumen bekommen. Zum Schluss die Frisur mit Haarspray fixieren und mit den Händen glätten.

CLEVER!

Für mehr Volumen am Hinterkopf kannst du vor dem Frisieren die Haare leicht toupieren und das Deckhaar glätten. Dann die Strähnen fest um den Knoten wickeln. Sie können später noch vorsichtig gelockert werden.

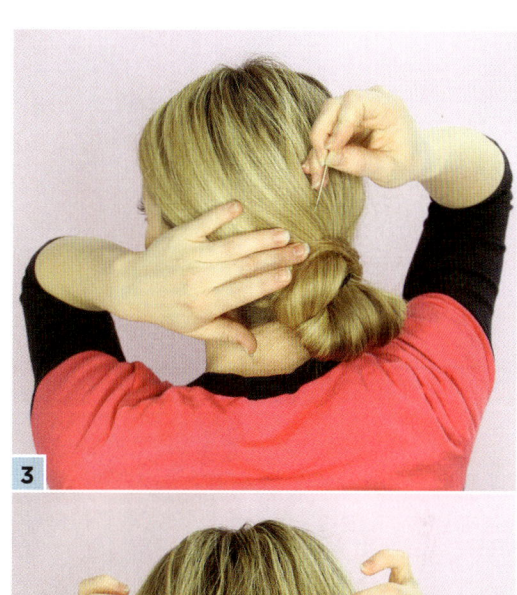

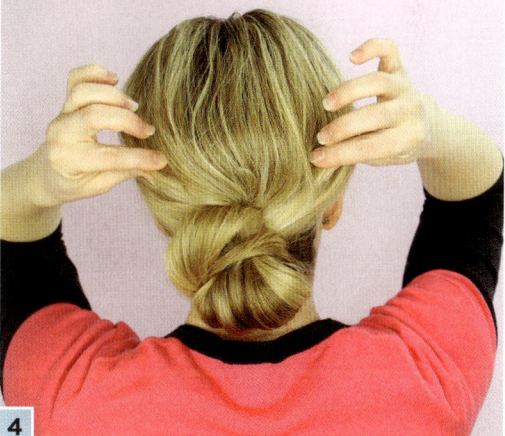

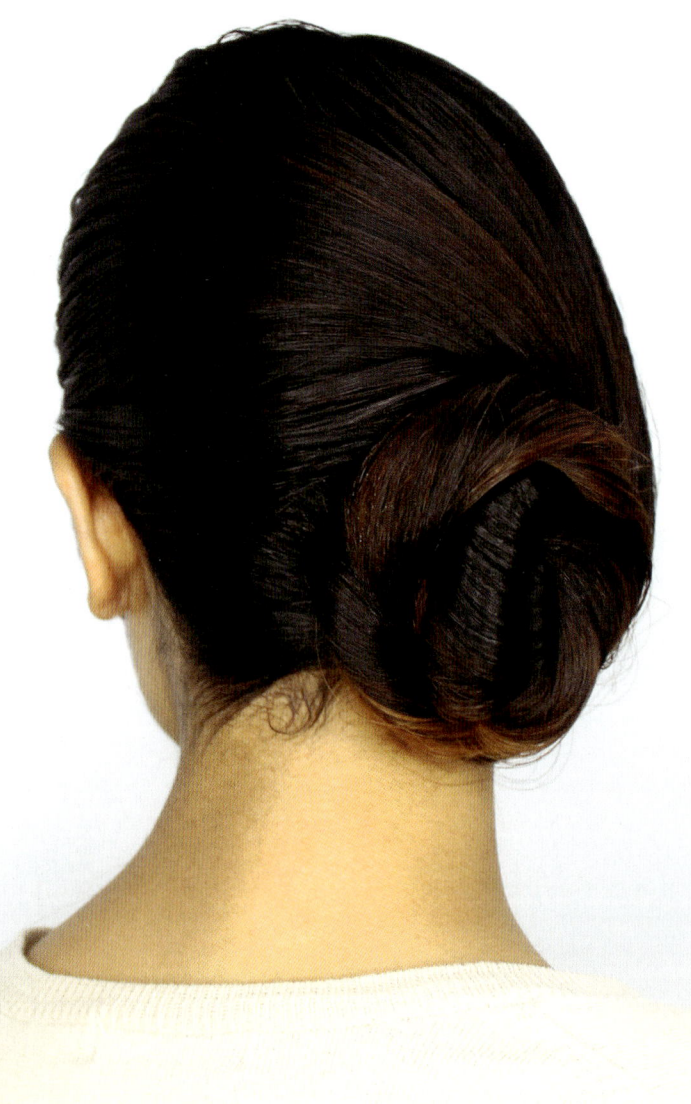

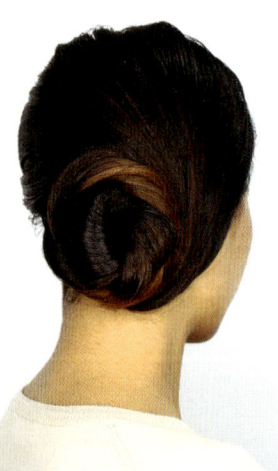

Elegante Schnecke

Wenn du in nächster Zeit zu einer Hochzeit oder einer anderen großen Feier eingeladen bist, nimm dir etwas Zeit für diese tolle Frisur – und freue dich schon einmal auf die bewundernden Blicke der übrigen Gäste!

ZUBEHÖR

» Weitzinkiger Kamm
» 1–2 Haarclips
» 1 transparentes Haargummi
» 6–8 Haarklemmen
» Haarspray für starken Halt

1. Die Haare mit einem Scheitel, der über den Hinterkopf von Ohr zu Ohr führt, in zwei Partien teilen. Die obere Partie mit einem oder zwei Haarclips beiseitestecken.

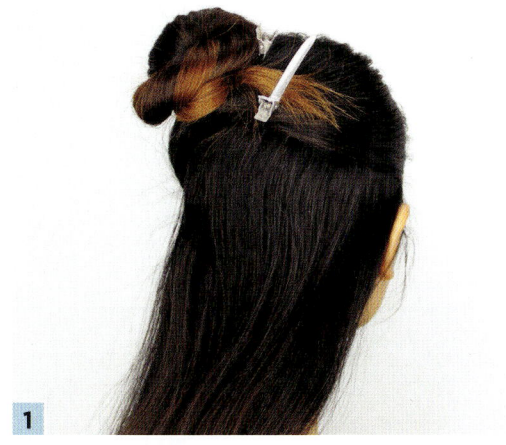

2. Die Haare unterhalb des rechten Ohrs mit einem transparenten Haargummi zu einem tiefen Pferdeschwanz zusammenbinden.

3. Den Pferdeschwanz in sich drehen und so zu einem Knoten legen, dass das Haargummi verdeckt wird. Den Knoten mit Haarklemmen feststecken.

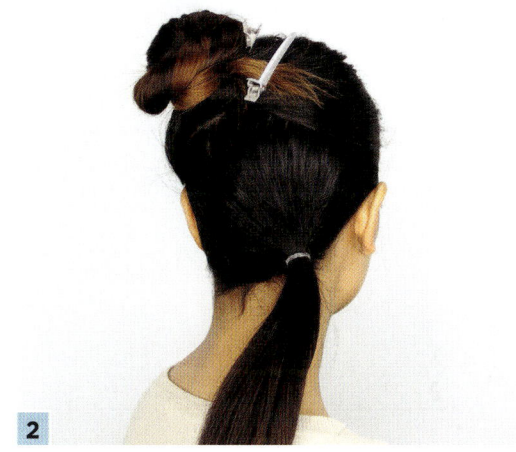

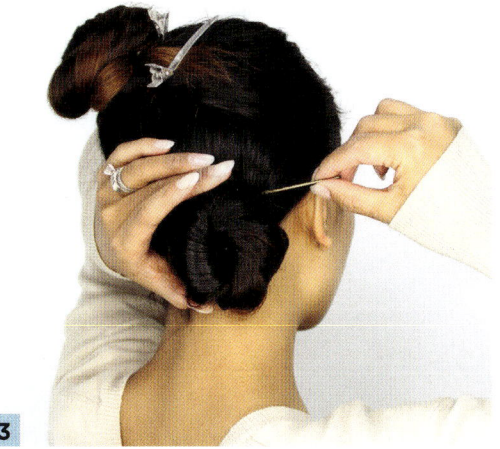

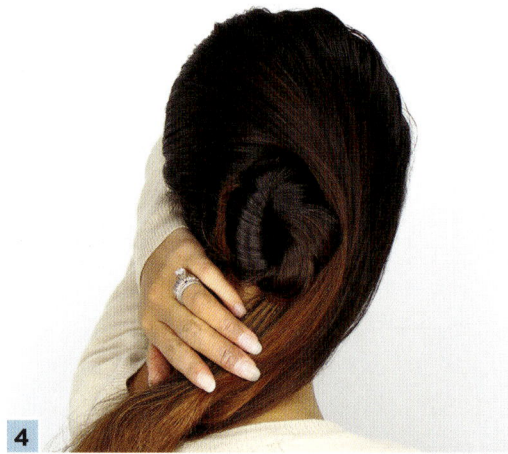

4. Die obere Haarpartie lösen und um die rechte Seite des Knotens legen.

5. Die Haare im Uhrzeigersinn um den Knoten wickeln, die Haarspitzen unter den Knoten schieben und unsichtbar mit Haarklemmen feststecken. Verwende so viele Haarklemmen wie nötig sind, damit Knoten und Wicklung fest sitzen. Zuletzt die Frisur mit Haarspray fixieren und die Haare mit den Händen glätten.

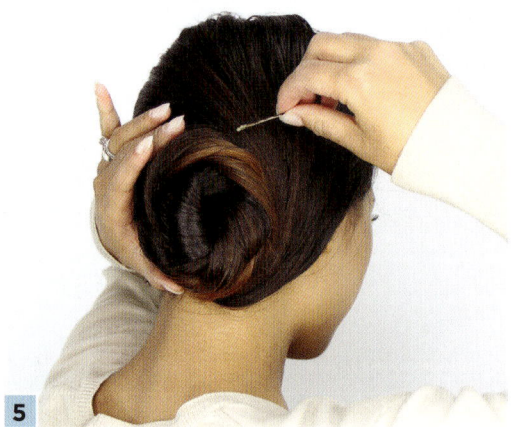

CLEVER!

Die Haare vor dem Stylen immer gut bürsten, um sie zu glätten. Die obere Partie vor dem Wickeln noch einmal bürsten, damit die Haare schön glatt anliegen. Abstehende Härchen und Unebenheiten passen nicht zu dieser edlen Frisur.

KAPITEL 4

Flechtfrisuren

In diesem Kapitel findest du interessante Hochsteckfrisuren mit geflochtenen Details. Ob du dich an einen konventionellen Zopf, einen französischen oder flämischen Bauernzopf oder einen trendigen Ährenzopf wagen willst: Alle Techniken erfordern etwas Übung. Experimentiere einfach ein bisschen, wenn du zwischendurch einmal eine freie Minute hast, dann werden dir bald auch die raffinierteren Flechtkunstwerke locker von der Hand gehen. Wenn deine Frisur fertig ist, kannst du die Zöpfe vorsichtig etwas aufzupfen. Dann wirken sie schön füllig und nicht streng oder bieder.

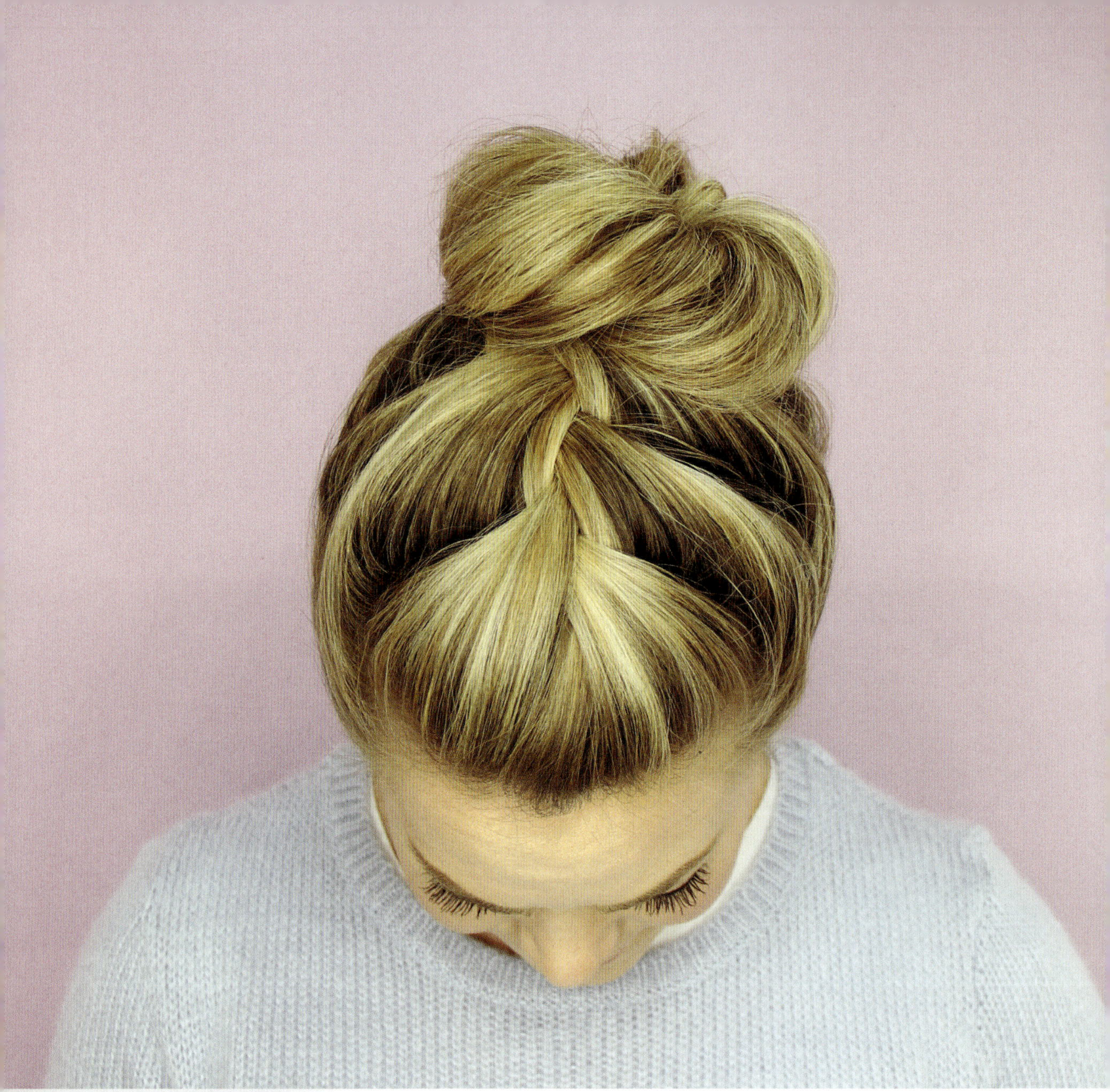

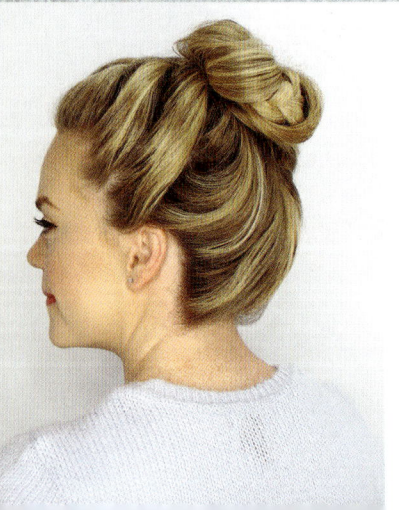

Bauernzopf & Knoten

Diese Kombination aus einem französischen Bauernzopf auf dem Oberkopf und einem hohen Knoten ist praktisch und alltagstauglich, sieht aber interessanter aus als ein einfacher Knochen. Der Zopf wird nur bis zur Position des Knotens geflochten, und die Fülle des Knotens kannst du zum Beispiel mit einem Haar-Donut nach Geschmack variieren.

ZUBEHÖR

» Paddle Brush
» Haarspray für starken Halt
» Weitzinkiger Kamm
» 1 transparentes Haargummi
» 4–6 Haarklemmen

1. Die Haare glatt nach hinten bürsten. Am vorderen Haaransatz eine Partie über die ganze Breite der Stirn abteilen. Die abgetrennte Partie mit Haarspray besprühen und noch einmal kämmen, damit die Haare schön glatt sind.

2. Die vorbereitete Partie in drei gleich dicke Strähnen teilen. Mit ihnen wird der französische Bauernzopf geflochten.

3. Zuerst die linke der drei Strähnen über die mittlere legen.

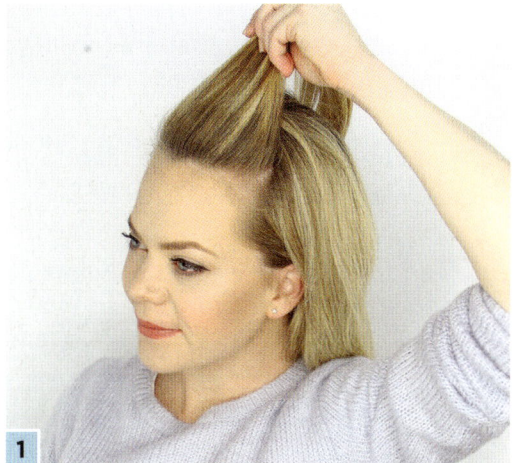

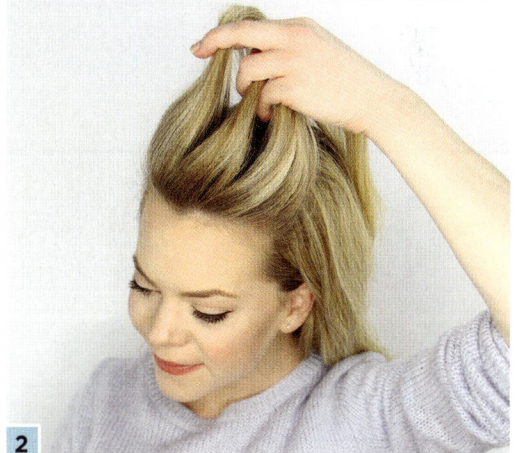

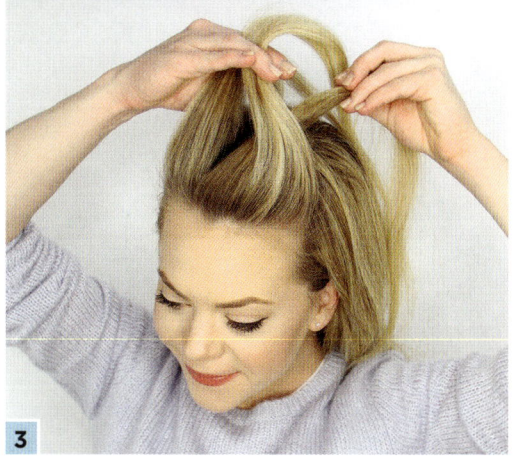

4. Dann die rechte Strähne über die (neue) mittlere legen.

5. Eine dünne Haarsträhne aufnehmen und zur linken Strähne hinzufügen. Danach die linke Strähne über die mittlere legen. Zur rechten Strähne einige Haarsträhnen hinzunehmen, dann diese über die mittlere Strähne legen. Es ist wichtig, auf beiden Seiten jeweils gleich viele Haare zu

den Strähnen hinzuzunehmen, damit der Bauernzopf gleichmäßig wird.

6. Wie in Schritt 5 beschrieben weiterflechten, bis die Position erreicht ist, an der der Knoten sitzen soll.

7. Die drei Strähnen zu einem normalen Zopf fertig flechten und mit einem transparenten Haargummi zusammenbinden.

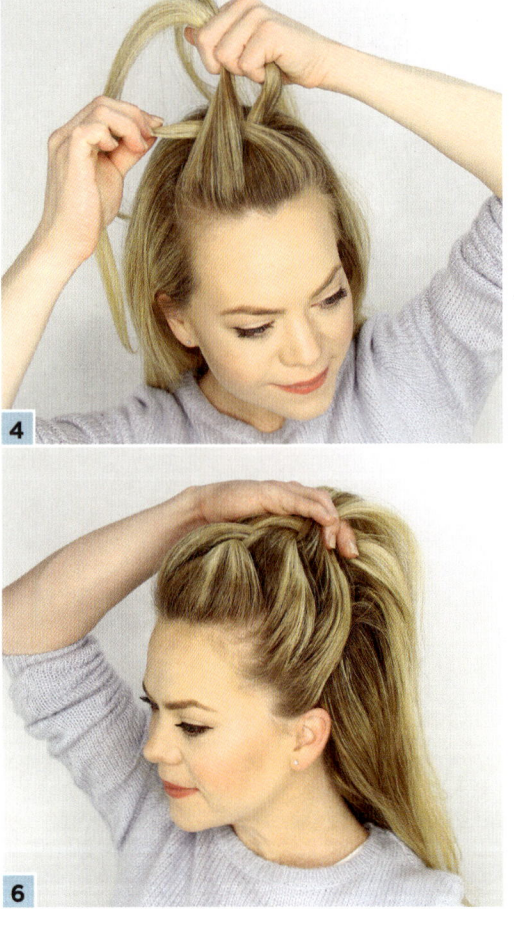

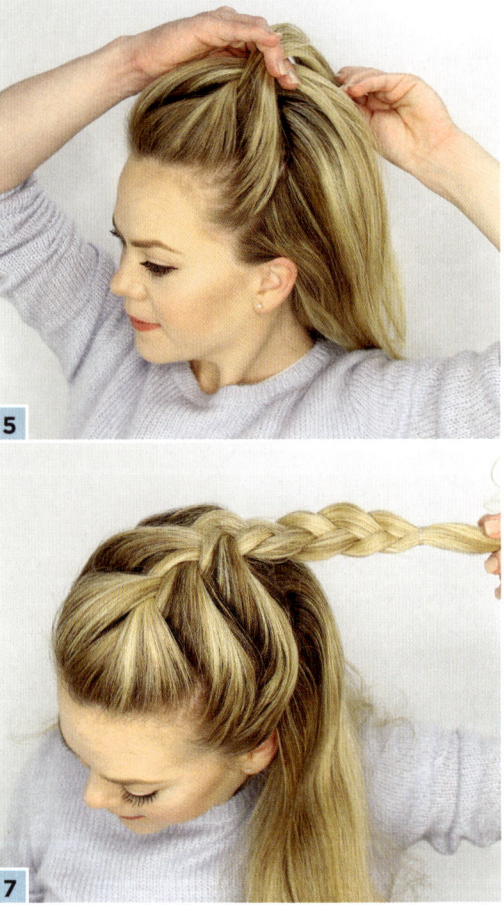

8. Die lose herabhängenden Haare und den geflochtenen Zopf zu einem hohen Pferdeschwanz zusammenfassen. Die Haare am unteren Hinterkopf mit Haarspray einsprühen und kämmen, damit sie glatt anliegen.

9. Den Pferdeschwanz in sich drehen und zum Knoten legen. Du kannst nun das Haargummi vom Ende des geflochtenen Zopfs entfernen, musst ihn dann aber gut festhalten, damit sich der Zopf beim Wickeln des Knotens nicht auflöst.

10. Den Knoten mit Haarklemmen fixieren. Ich verwende meist vier Klemmen und stecke sie von außen nach innen in den Knoten. Du kannst auch mehr Klemmen verwenden, dann hält der Knoten garantiert den ganzen Tag. Die fertige Frisur mit Haarspray fixieren.

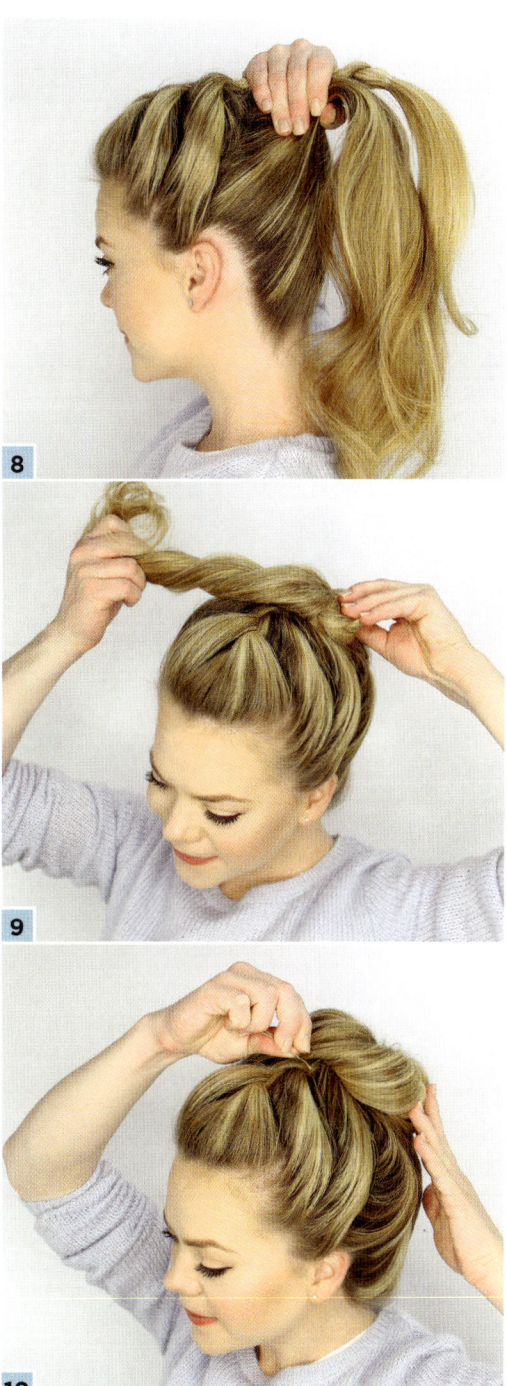

CLEVER!

Je dünner die Strähnen sind, die du zum Bauernzopf hinzunimmst, desto filigraner wird er. Wenn dein Knoten nicht fest genug wird, halte die Haarspitzen mit einem transparenten Haargummi zusammen, bevor du den Pferdeschwanz drehst und zum Knoten wickelst. Zum Schluss den Knoten vorsichtig etwas aufzupfen.

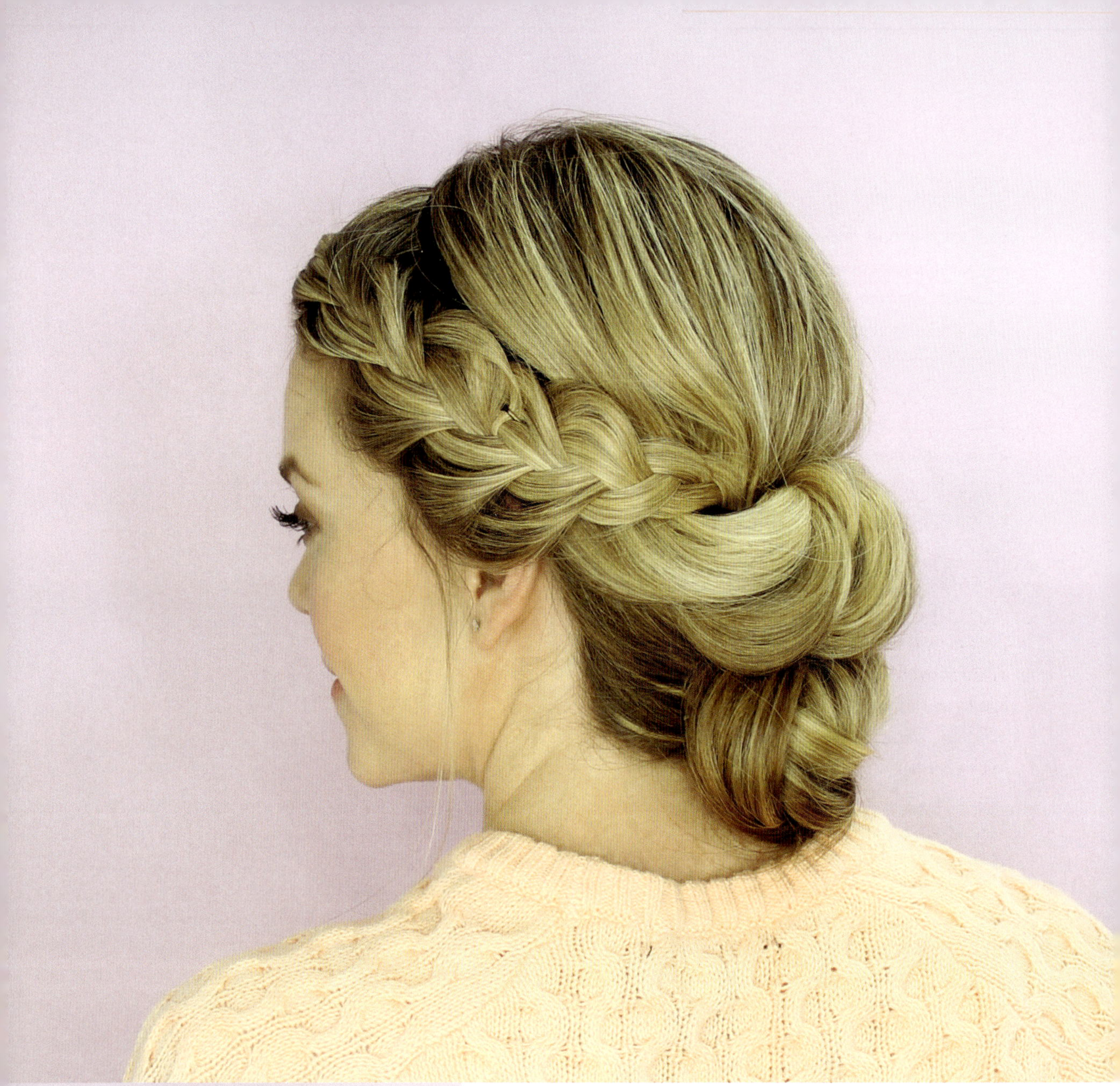

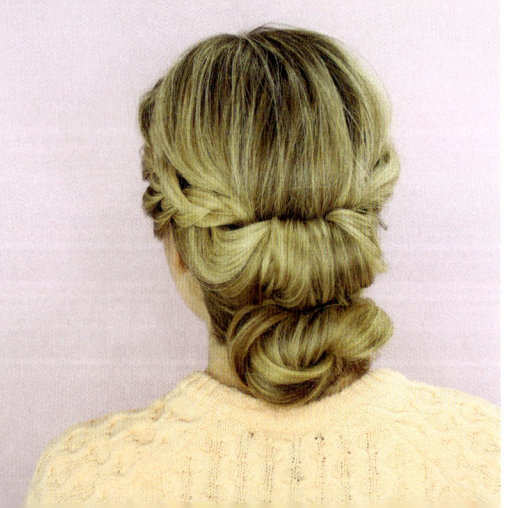

Geflochten & verschlungen

Mit dem französischen Zopf, der eingeschlagenen Partie und dem verschlungenen Knoten sieht diese Frisur aufwendiger aus, als sie ist. Am besten hält die Frisur einen Tag nach der Haarwäsche, wenn die Haare nicht mehr ganz so rutschig sind. Frisch gewaschene Haare lassen sich mit etwas Trockenshampoo leichter frisieren oder du bearbeitest die Haare vor dem Stylen mit dem Lockenstab.

ZUBEHÖR

» Weitzinkiger Kamm
» 1 Haarclip
» 1 elastisches Stirnband
» 4–6 Haarklemmen
» 1 transparentes Haargummi
» Haarspray für starken Halt

1. Mit dem Kamm vom Scheitel bis zum linken Ohr eine Partie abteilen und mit einem Clip beiseitestecken.

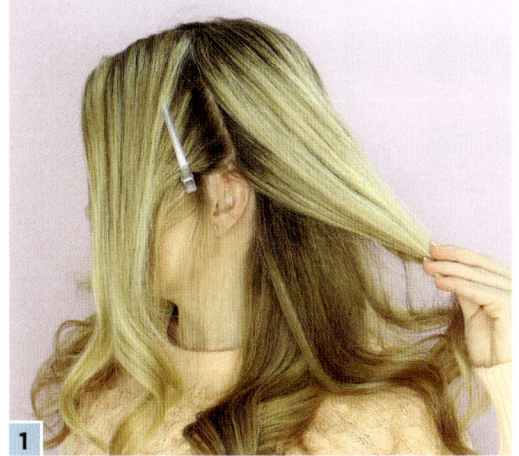

2. Das elastische Stirnband um den Kopf legen und bis in den Nacken schieben. Falls es verrutscht, fixiere es mit einigen Haarklemmen, die über das Stirnband in Richtung Hals geschoben werden.

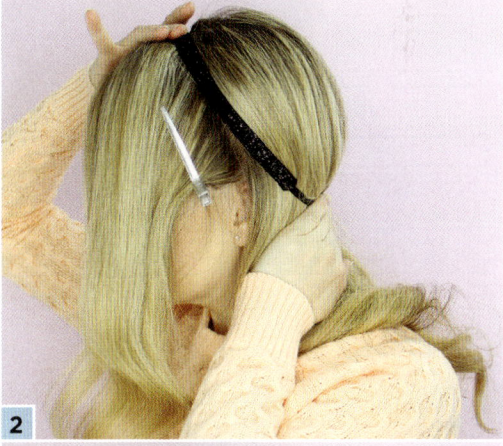

3. Den Clip aus der vorderen Haarpartie nehmen. Am Haaransatz eine 2,5 cm breite Partie abtrennen, in drei Strähnen teilen und damit einen französischen Zopf flechten: Dafür die linke Strähne über die mittlere, dann die rechte über die (neue) mittlere legen. Einige Haare zur linken Strähne hinzufügen, danach diese wieder über die mittlere legen. Anschließend einige Haarsträhnen zur rechten Strähne hinzufügen und diese über die mittlere legen. Diese Schritte wiederholen, bis das rechte Ohr erreicht ist, dann zu einem normalen Zopf fertig flechten. Das Ende des Zopfs mit einem transparenten Haargummi fixieren.

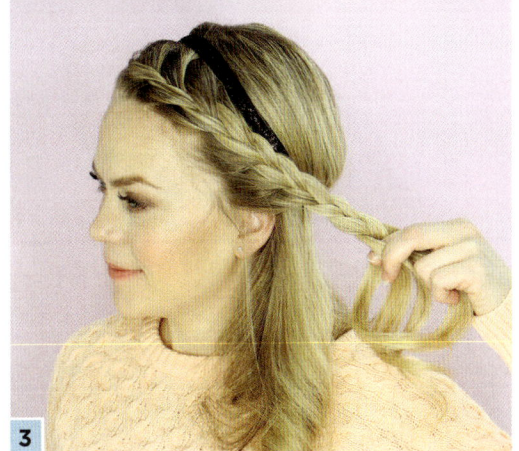

4. Den Zopf um das Stirnband legen und zum Nacken führen.

5. Direkt unter dem Zopf eine Strähne anheben und parallel zum Zopf ebenfalls um das Stirnband legen.

6. Nun an der rechten Seite eine Haarsträhne anheben und um das Stirnband legen.

7. Am Hinterkopf direkt unter dem Stirnband eine Strähne anheben, um das Stirnband legen und die Haarspitzen unter den anderen Haaren verstecken. Die so entstandene Rolle mit Haarspray fixieren und abstehende Härchen mit den Händen glätten.

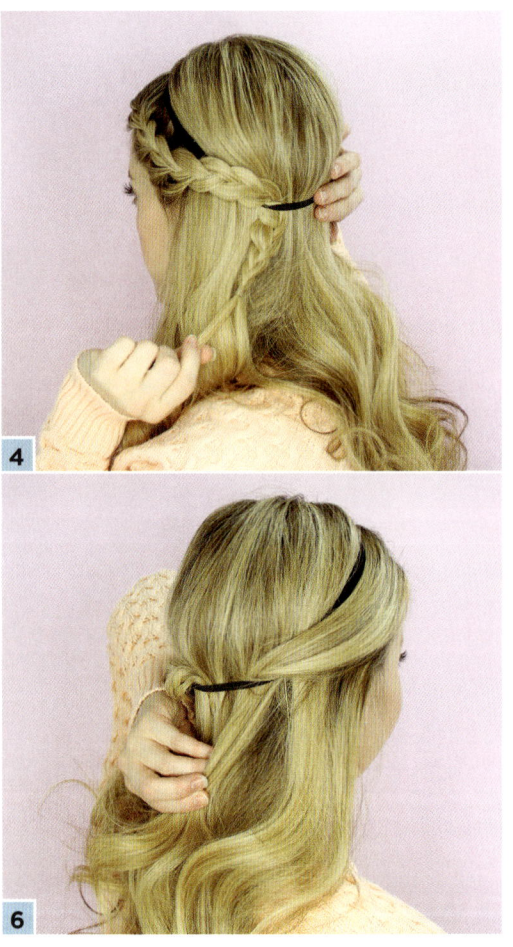

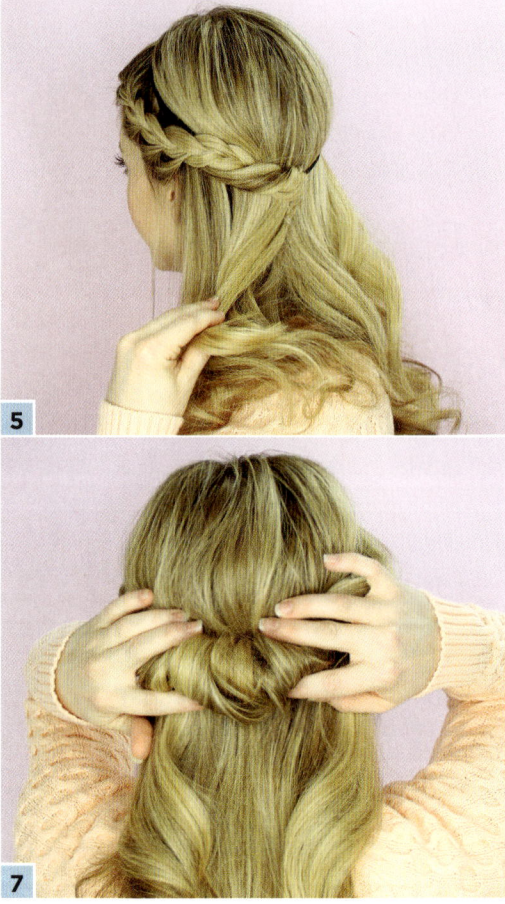

8. Die übrigen Haare zusammennehmen und in sich drehen.

9. Die eingedrehten Haare im Uhrzeigersinn im Nacken zu einem Knoten legen und mit Haarklemmen, die von außen zur Mitte eingeschoben werden, unsichtbar feststecken. Die fertige Frisur mit Haarspray fixieren und vorsichtig mit den Händen glätten, damit sie sicher sitzt und keine Härchen abstehen.

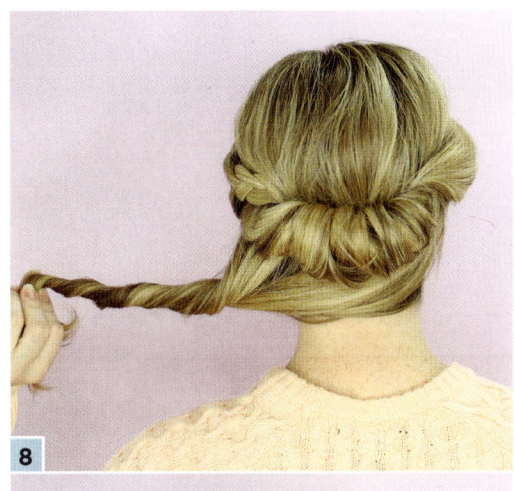

CLEVER!

Die Frisur bekommt am Oberkopf mehr Volumen, wenn du die Haare vorher etwas toupierst. Danach das Deckhaar sorgfältig glätten. Du kannst den fertigen Zopf zudem vorsichtig etwas aufzupfen, damit er fülliger aussieht. Den Knoten trotzdem zuerst recht fest wickeln. Wenn er sich nach dem Feststecken nicht von selbst lockert, zupfst du ihn einfach etwas auseinander.

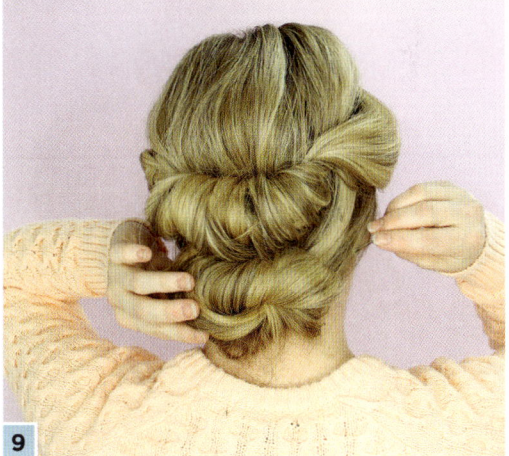

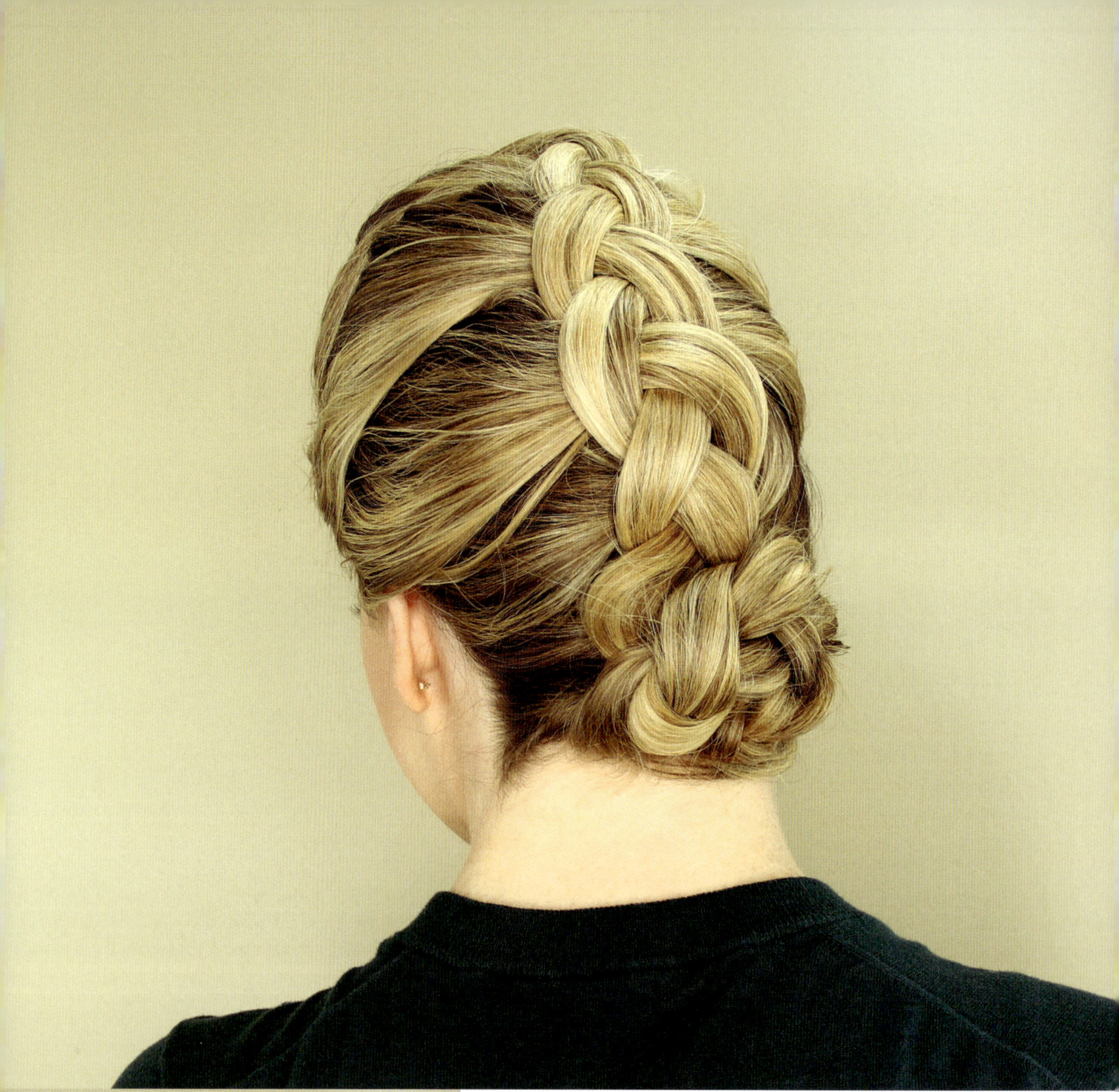

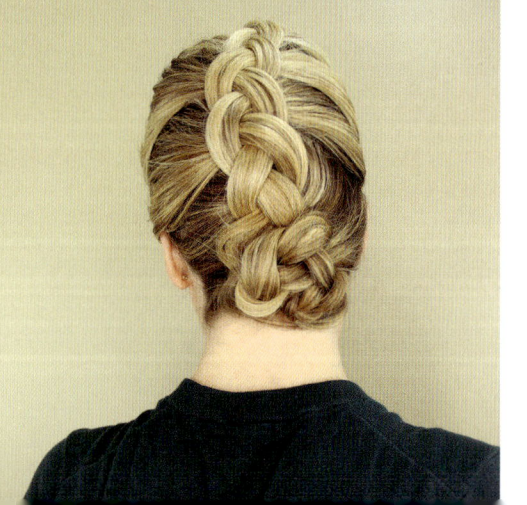

Flämisch geflochten

Legt man beim Flechten eines Bauernzopfs die seitlichen Strähnen nicht über die mittlere Strähne, sondern unter sie, entsteht ein flämischer Zopf. Hier wird er zum Schluss normal weitergeflochten und zum Knoten gelegt. Die Frisur eignet sich für alle Haartypen und kann je nach Anlass straff und edel oder locker und lässig gestylt werden. Sie hält am besten einen bis zwei Tage nach der Haarwäsche. Alternativ gibst du vorher etwas Trockenshampoo oder Wachs in die Haare.

ZUBEHÖR

» Paddle Brush
» Haarspray für starken Halt
» 6–8 Haarklemmen
» 1 transparentes Haargummi

1. Die Haare gut bürsten, um sie zu glätten. Über der Stirn eine breite Partie abteilen und anheben. Nochmals bürsten und mit etwas Haarspray besprühen.

2. Die abgeteilte Partie so in sich drehen, dass ihre linke Hälfte über der rechten liegt.

3. Eine Haarklemme von hinten nach vorn über die gedrehte Haarsträhne schieben. Dadurch fixiert sie die Drehung, ist aber kaum zu sehen.

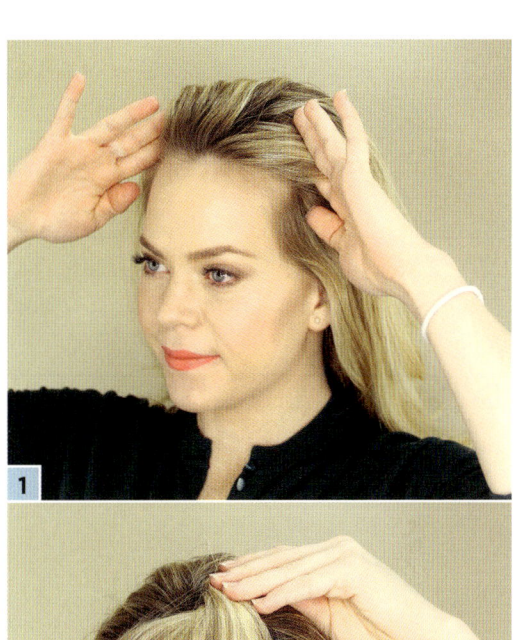

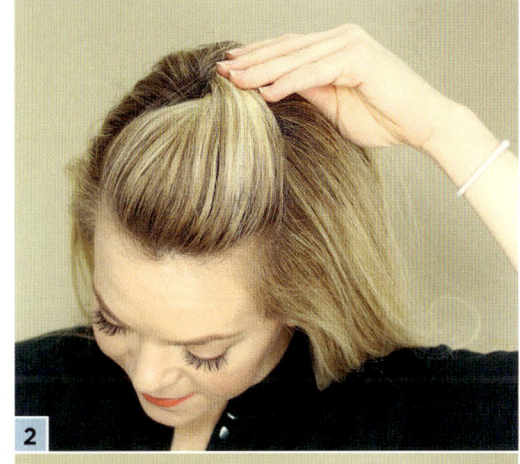

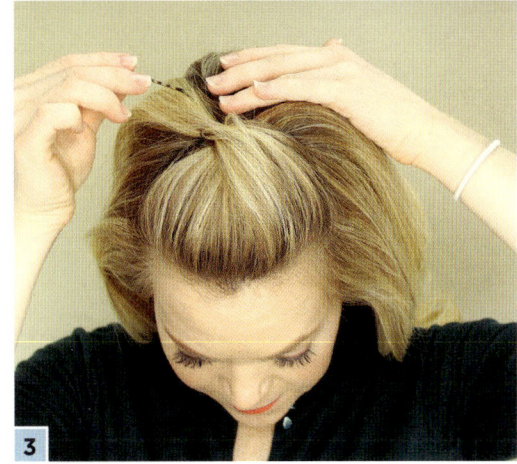

4. Eine weitere Haarpartie auf der Hälfte zwischen der festgesteckten Haarpartie und den Ohren abteilen.

5. Die neue abgetrennte Haarpartie in drei Strähnen teilen. Die rechte Strähne unter die mittlere, dann die linke Strähne unter die mittlere legen.

6. Wieder die rechte Strähne unter die mittlere legen, dann eine dünne Haarsträhne hinzufügen.

7. Auf diese Weise weiter bis zum Nacken flechten, dabei abwechselnd zu den seitlichen Strähnen Haare hinzunehmen.

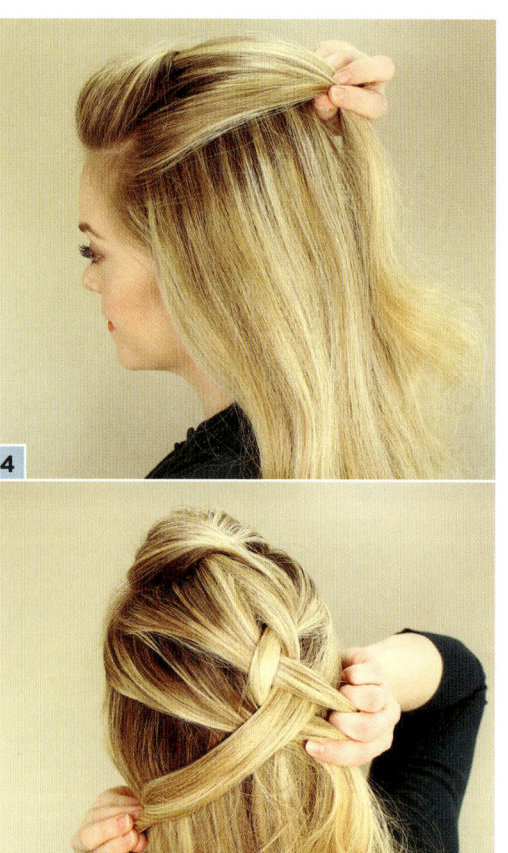

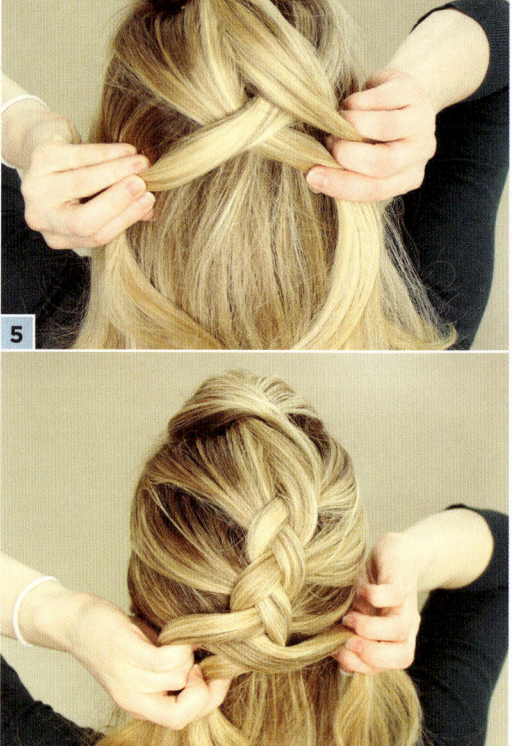

8. Vom Nacken bis zu den Haarspitzen einen normalen Zopf flechten und das Ende mit einem transparenten Haargummi zusammenhalten.

9. Den Zopf entgegen dem Uhrzeigersinn zu einem Knoten legen und mit einigen Haarklemmen unsichtbar feststecken. Die fertige Frisur mit Haarspray fixieren und vorsichtig mit den Händen glätten, damit keine Strähnen herausrutschen.

CLEVER!

Ziehe die Strähnen beim Flechten möglichst straff. Wenn die Haare auf einer Seite zu locker geflochten werden, wird der ganze Zopf asymmetrisch.

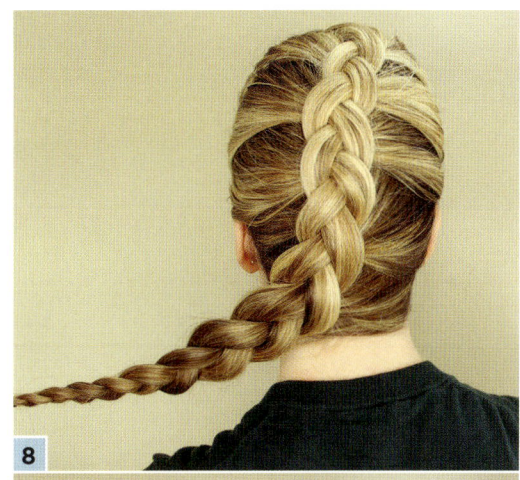

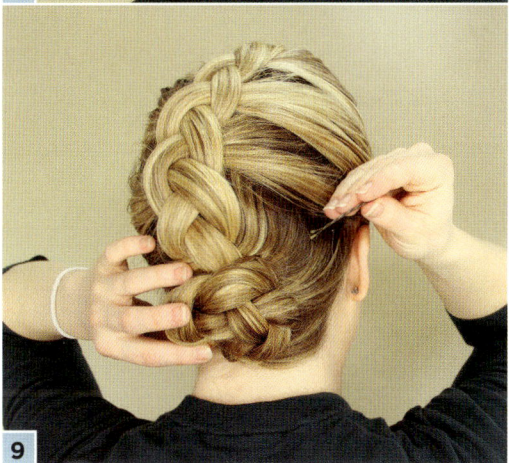

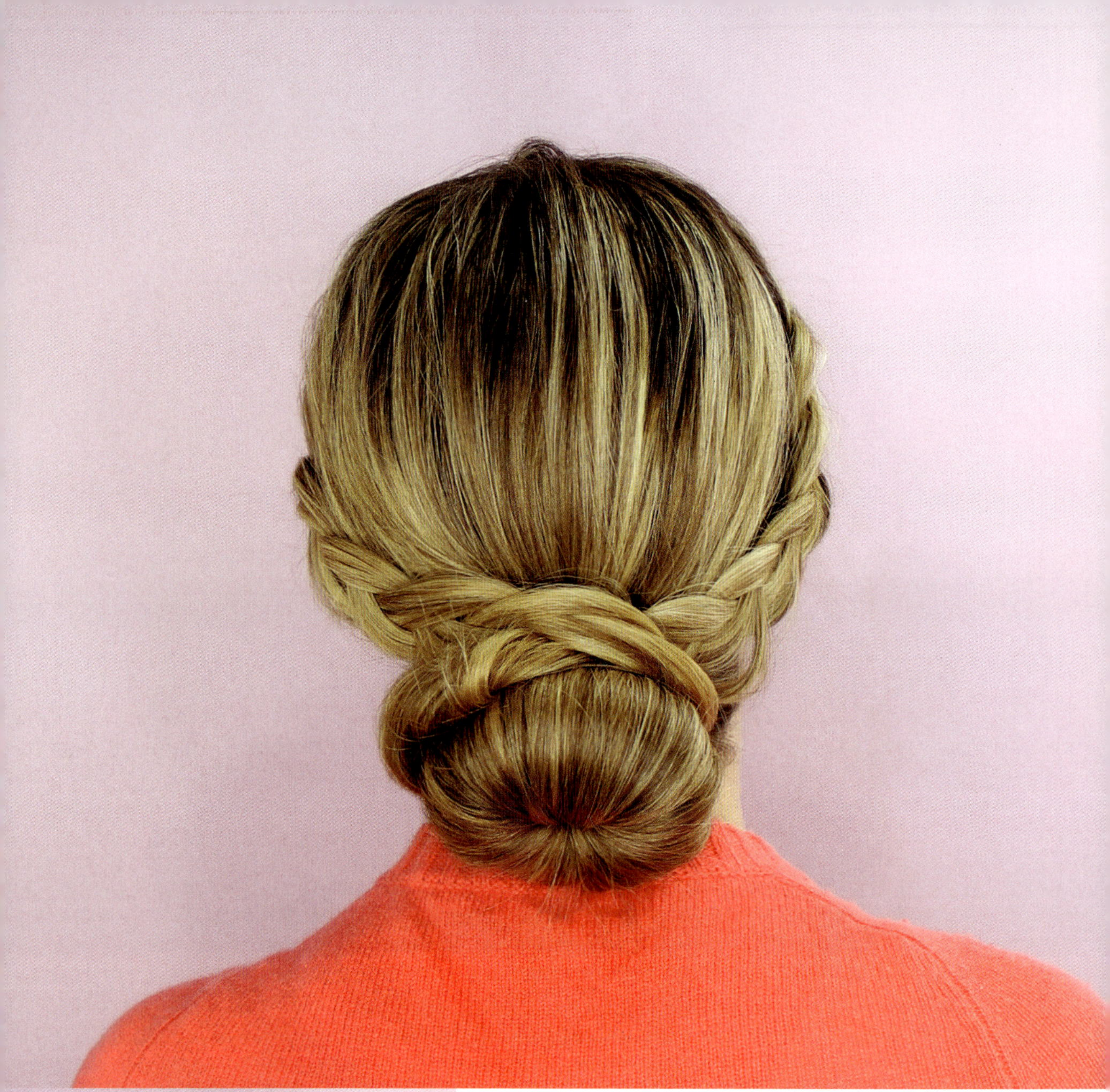

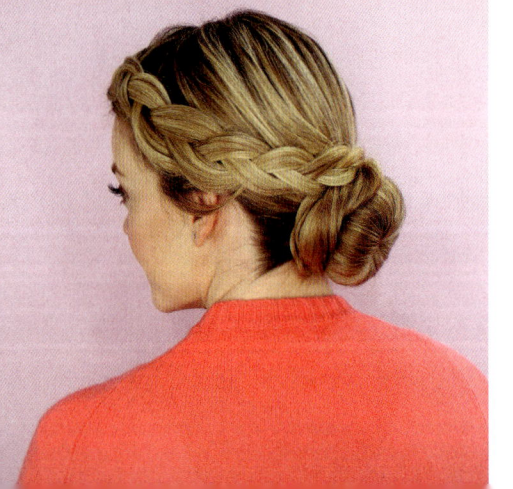

Knoten & Seitenzöpfe

Der klassische Knoten mit seitlichen Flechtdetails eignet sich für alle Haartypen, hält aber am besten einen oder zwei Tage nach der Haarwäsche. Der Knoten gelingt leichter, wenn du vorher die Haare lockst. Die vielseitige Frisur kannst du zur Arbeit, in der Freizeit oder zu einem festlichen Anlass tragen.

ZUBEHÖR

» Paddle Brush
» 2 Haarclips
» Haarspray für starken Halt
» 1 Zopfgummi
» 1 Haar-Donut
» 1 transparentes Haargummi
» 3–4 Haarklemmen

1. Die Haare gut bürsten, um sie zu glätten. Auf der rechten Seite vom Oberkopf bis zum Ohr eine Haarpartie abteilen und mit einem Clip beiseitestecken. Diesen Schritt auf der linken Seite wiederholen.

2. Die hintere Haarpartie bürsten, mit Haarspray besprühen und tief im Nacken mit dem Zopfgummi zu einem Pferdeschwanz zusammenbinden.

3. Den Haar-Donut über den Pferdeschwanz ziehen und bis zum Zopfgummi schieben.

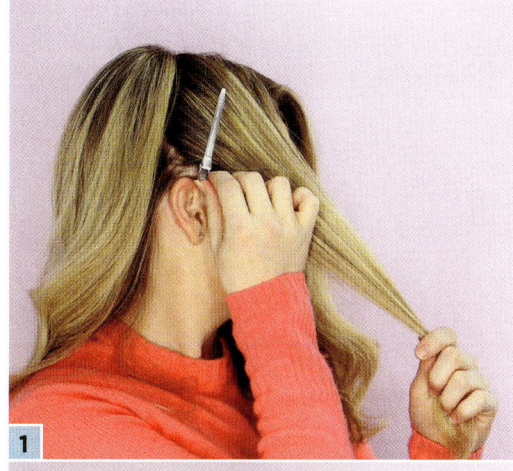

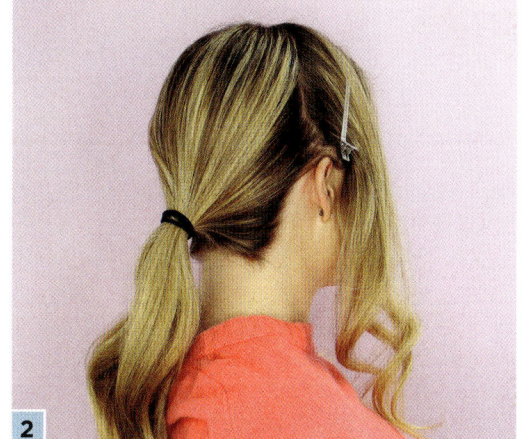

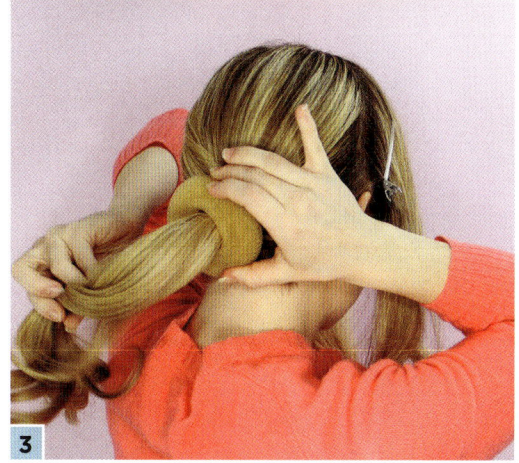

4. Den Pferdeschwanz auffächern, gleichmäßig über den Haar-Donut legen und einen transparenten Haargummi darüberziehen.

5. Die unter dem Knoten herabhängenden Haare in sich drehen.

6. Die gedrehte Haarpartie im Uhrzeigersinn um den Ansatz des Knotens legen und die Haarspitzen unsichtbar feststecken.

7. Den Clip aus der vorderen rechten Haarpartie entfernen. Die Haarpartie kämmen, in drei Strähnen teilen und zu einem flämischen Zopf flechten. Dafür die rechte Strähne unter die mittlere, dann die linke Strähne unter die mittlere legen und einige Haarsträhnen hinzunehmen. Auf diese Weise weiterflechten, dabei jeweils zu den seitlichen Strähnen Haare hinzunehmen. Sind alle seitlichen Haare integriert, einen normalen Zopf weiterflechten.

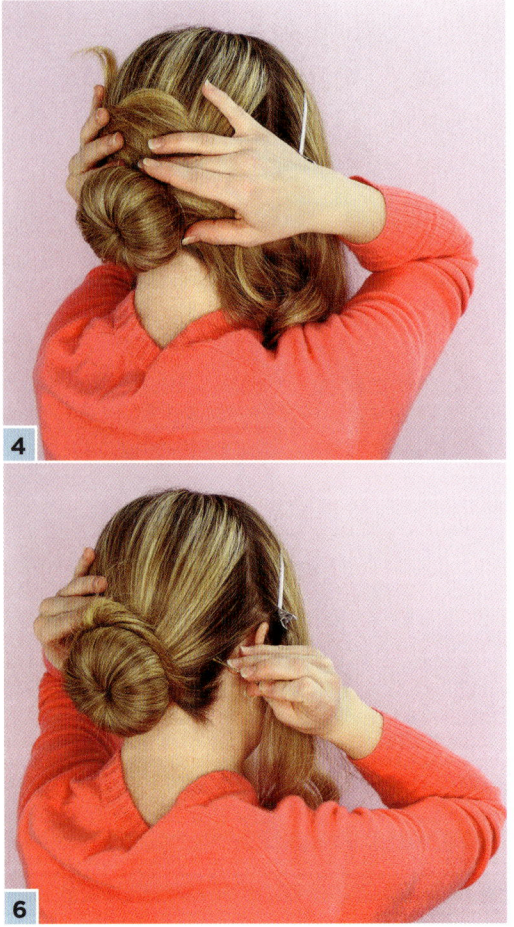

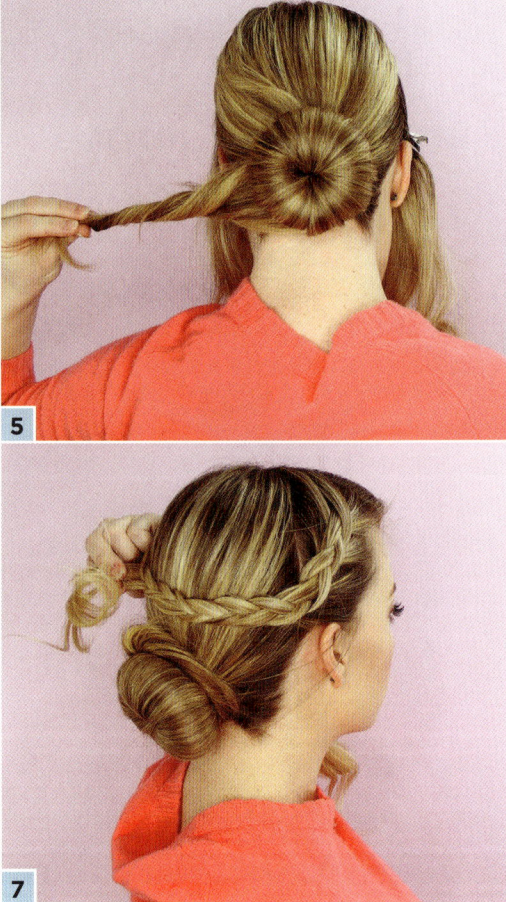

8. Den Zopf über den Knoten legen, entgegen dem Uhrzeigersinn um ihn wickeln und das Ende des Zopfs unsichtbar mit einer Haarklemme feststecken.

9. Den Clip auf der linken Seite lösen und mit der linken Haarpartie ebenfalls einen flämischen Zopf flechten.

10. Den zweiten Zopf im Uhrzeigersinn um den Knoten wickeln und das Ende unsichtbar feststecken. Abstehende Härchen glätten und zum Schluss die ganze Frisur mit Haarspray fixieren.

CLEVER!

Den Pferdeschwanz nach dem Zusammenbinden bürsten, mit Haarspray einsprühen und noch einmal bürsten, damit die Haare glatt anliegen und nicht abstehen. Zum Schluss die Zöpfe vorsichtig etwas aufzupfen, damit sie fülliger aussehen.

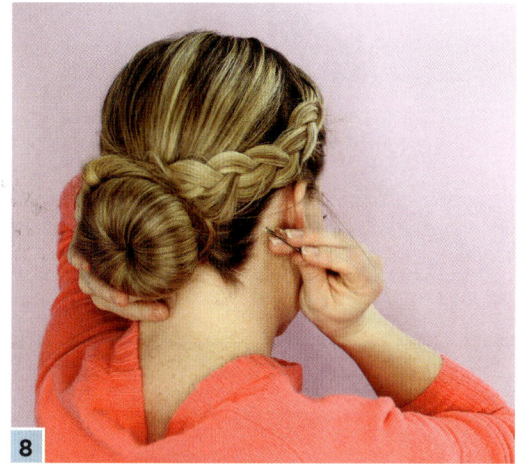

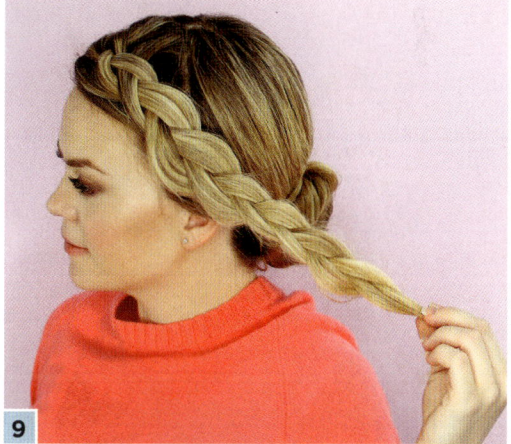

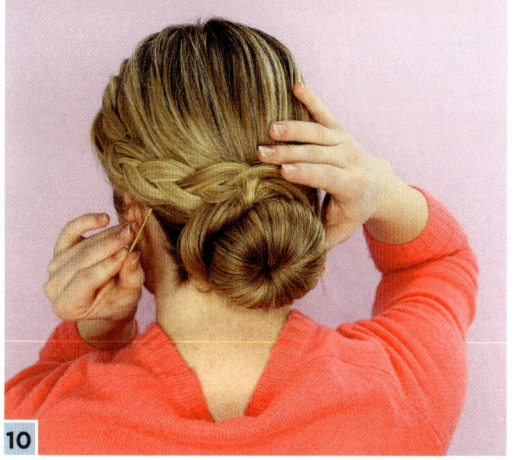

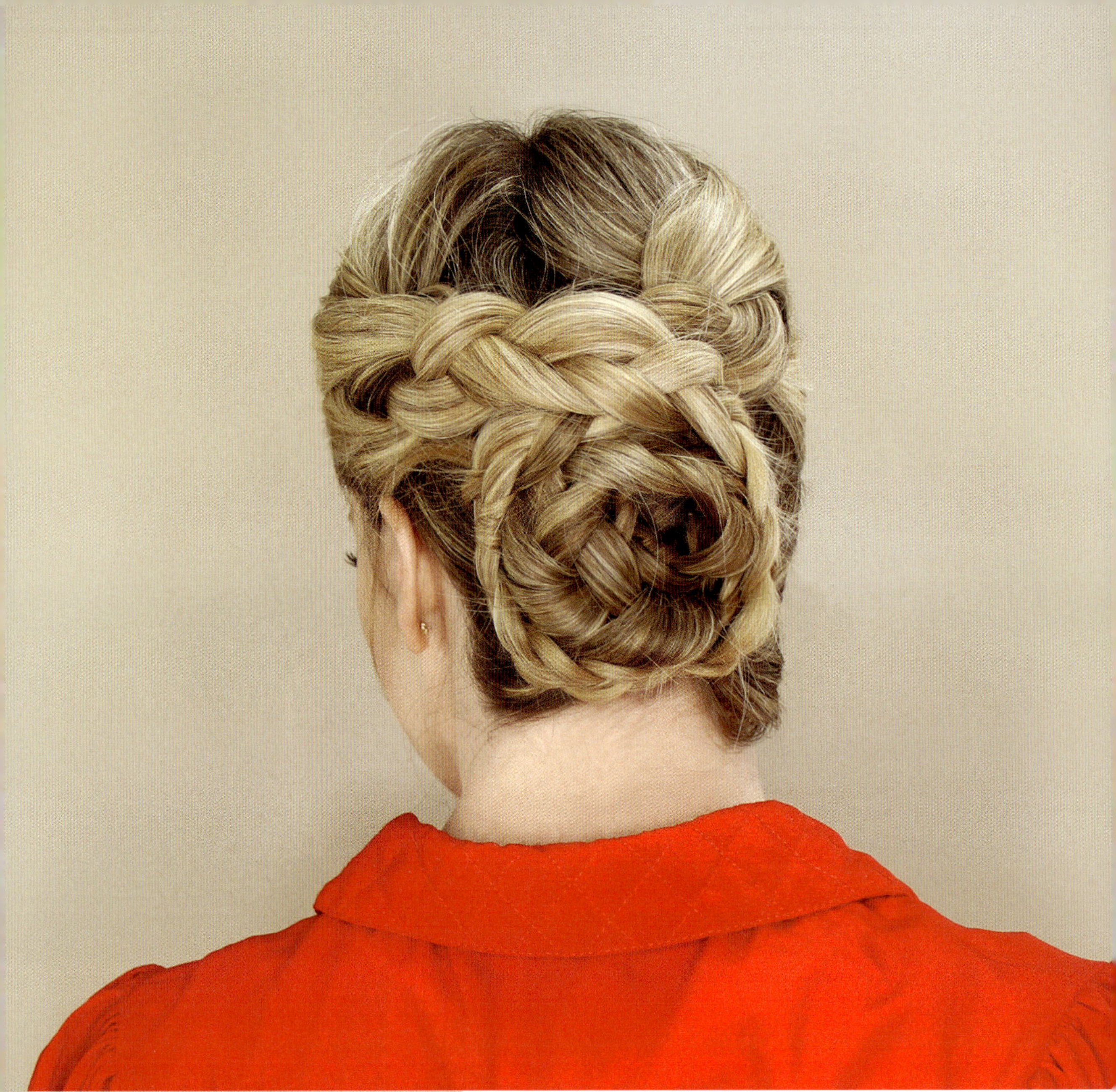

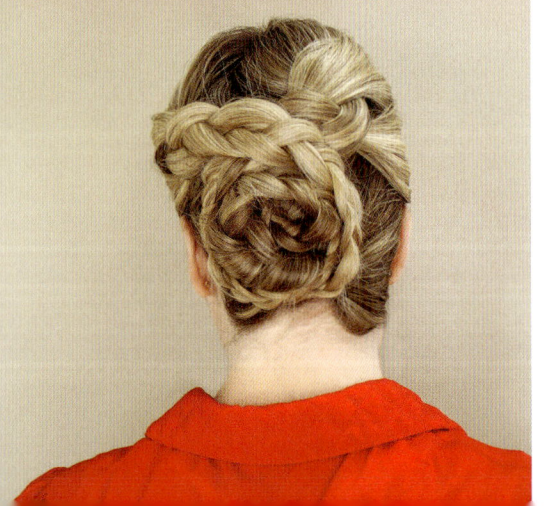

Zopfschnecke

Diese Frisur macht zwar wenig Aufwand, aber großen Eindruck. Sie sieht viel komplizierter aus, als sie ist: Die Frisur besteht nämlich nur aus drei normalen Zöpfen, die miteinander verschlungen werden. Der tolle Style eignet sich fürs Büro, zum Ausgehen und für die Freizeit. Probiere es aus!

ZUBEHÖR

» Paddle Brush
» 3 transparente Haargummis
» 8–10 Haarklemmen
» Haarspray für starken Halt

1. Die Haare gut bürsten. Dann nach Wunsch einen Mittel- oder Seitenscheitel ziehen. Eine Haarpartie zwischen dem Scheitel und dem linken Ohr abteilen. Die Partie zu einem normalen Zopf flechten und das Ende mit einem transparenten Haargummi zusammenbinden.

2. Auf der rechten Seite eine Haarpartie zwischen Scheitel und Ohr abteilen und ebenfalls flechten. Den Zopf mit einem transparenten Haargummi fixieren.

3. Mit den übrigen Haaren einen dritten Zopf flechten und auch dessen Ende mit einem transparenten Haargummi zusammenbinden.

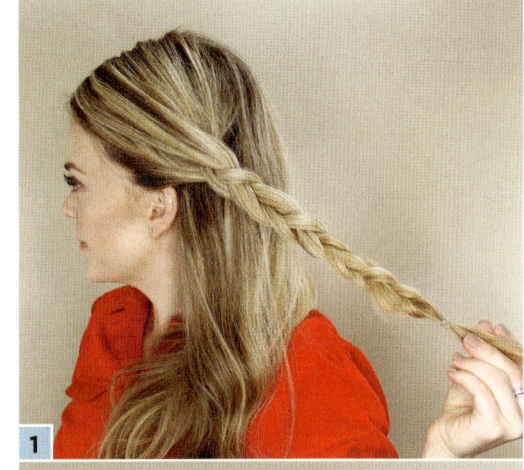

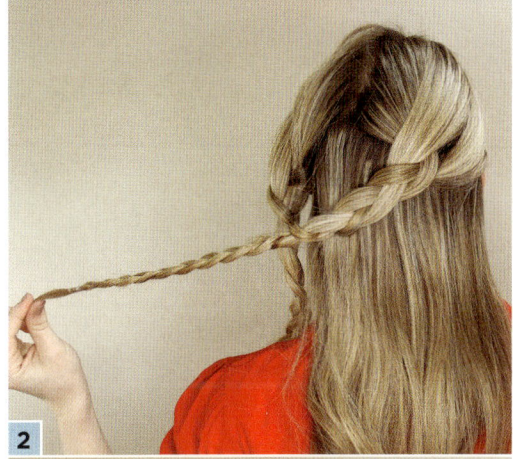

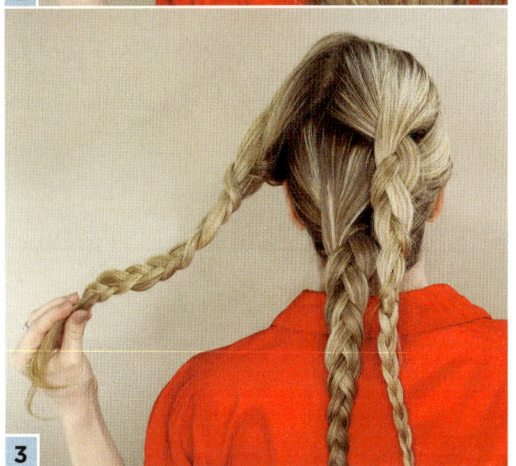

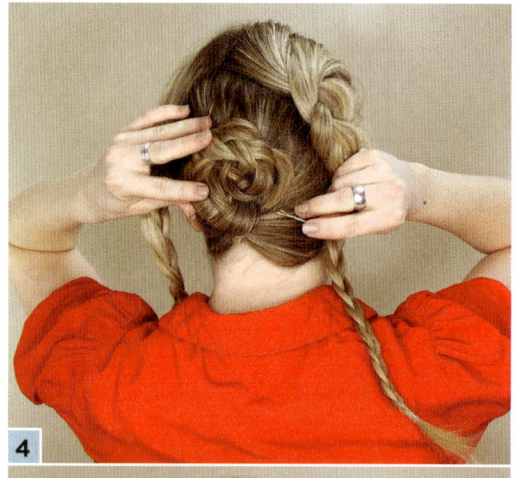

4. Zuerst den unteren Zopf zu einem Knoten legen und das Ende unsichtbar mit einer Haarklemme feststecken.

5. Den rechten Zopf über den ersten Knoten legen, entgegen dem Uhrzeigersinn um ihn wickeln und das Ende ebenfalls mit einer Haarklemme fixieren.

6. Zuletzt den dritten Zopf im Uhrzeigersinn um den Knoten wickeln und auch sein Ende unsichtbar mit einer Haarklemme feststecken. Die fertige Frisur mit Haarspray fixieren.

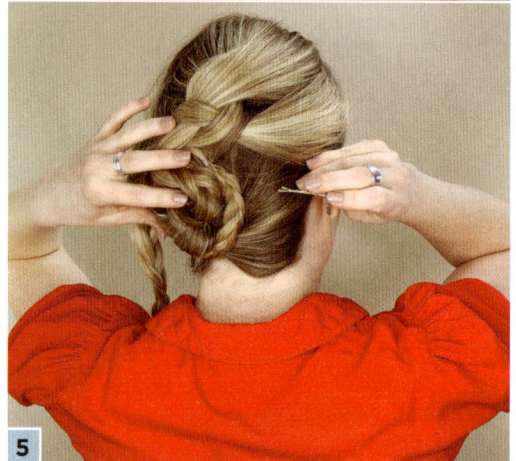

CLEVER!

Sprühe jeden Zopf gleich nach dem Flechten mit Haarspray ein und streiche ihn von oben nach unten mit der Hand glatt. Du kannst auch mehr Haarklammern verwenden, um sicher zu sein, dass die Frisur einen ganzen Tag lang hält.

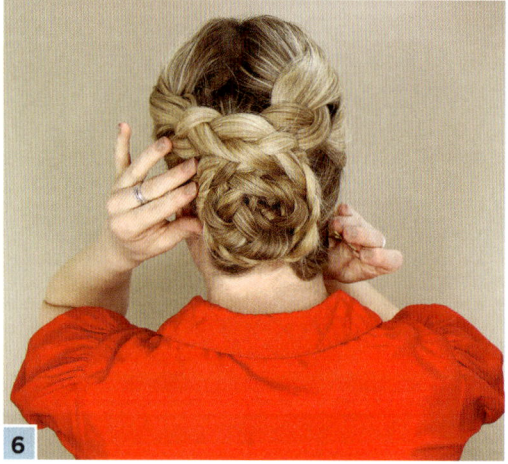

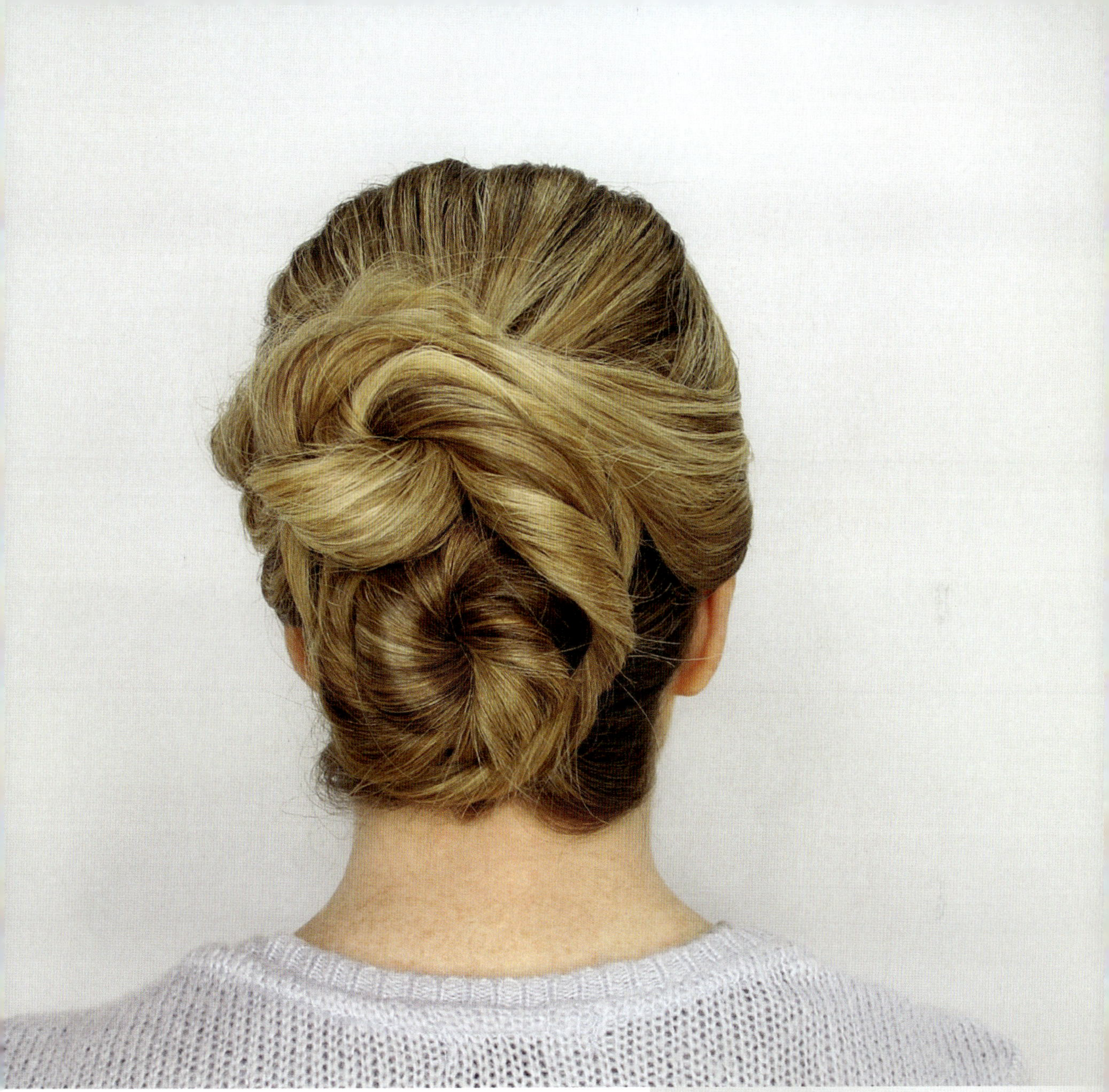

Knoten & Ährenzopf

Ährenzöpfe sind gerade sehr modern, also liegst du mit dieser Kombination aus einem »kopfüber« geflochtenen Ährenzopf und einem Knoten voll im Trend. Wenn du nicht weißt, wie ein Ährenzopf geflochten wird, kannst du es anhand dieser Anleitung schnell lernen.

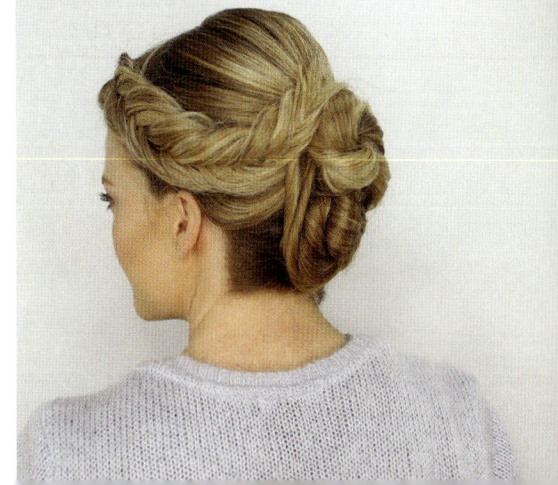

ZUBEHÖR

» Weitzinkiger Kamm
» 2 Haarclips
» 3 transparente Haargummis
» 10–12 Haarklemmen
» Haarspray für starken Halt

1. Die Haare kämmen und die vordere Partie vom Seitenscheitel bis zum Ohr abteilen. Die hintere Haarpartie mit einem Clip beiseitestecken.

2. Von der vorderen Partie am Scheitel eine dünne Strähne abteilen.

3. Die abgetrennte Strähne in eine rechte und eine linke Hälfte teilen.

4. Eine dünne Strähne von der rechten Hälfte abnehmen und zur linken Hälfte hinzufügen.

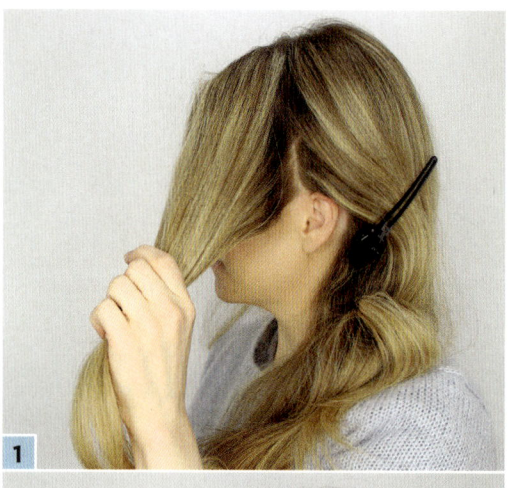

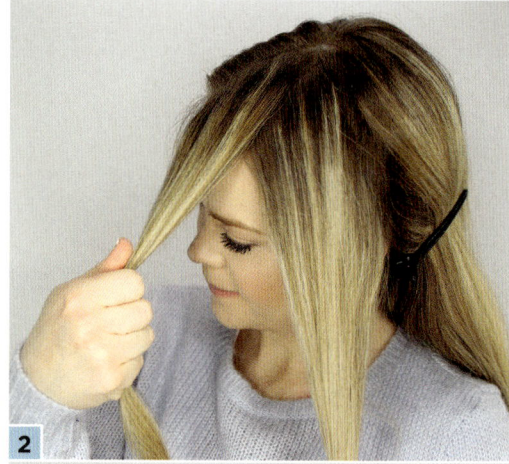

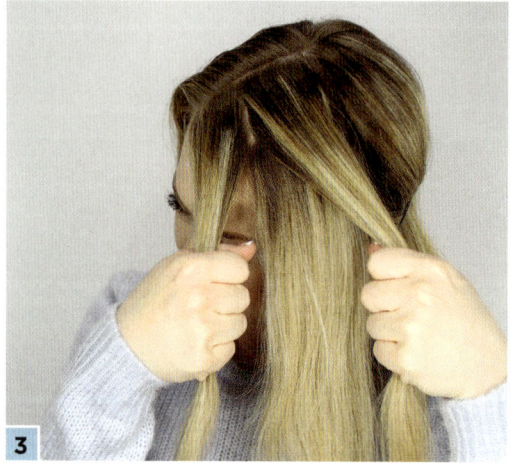

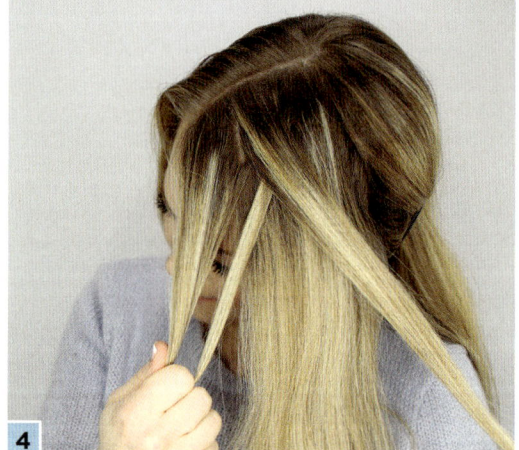

5. Nun eine dünne Strähne von der linken Hälfte unter dieser hindurchführen und zur rechten Hälfte hinzufügen.

6. Wieder eine dünne Strähne von der rechten Hälfte abteilen und zu dieser eine dünne, neue Strähne hinzunehmen. Beide zusammen unter der rechten Hälfte hindurchführen und zur linken hinzufügen.

7. Links wiederholen: Eine dünne Strähne abteilen, eine neue hinzunehmen, beide zusammen unter der linken Hälfte hindurchführen und zur rechten hinzunehmen.

8. Auf diese Weise weiterflechten. So entsteht ein »flämisch« (oder umgekehrt) geflochtener Ährenzopf, der am Kopf anliegt.

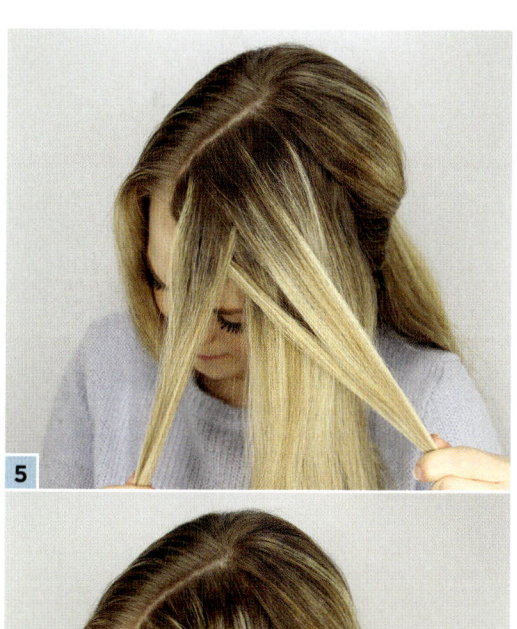

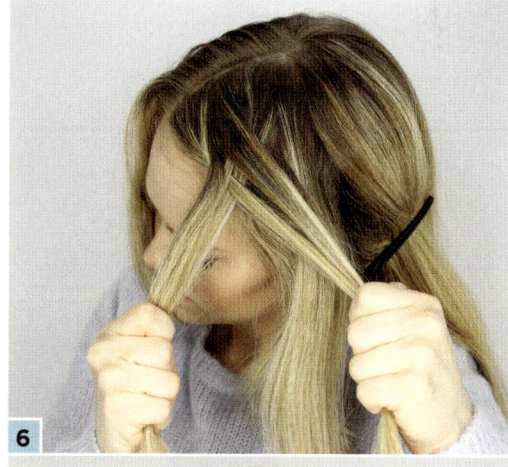

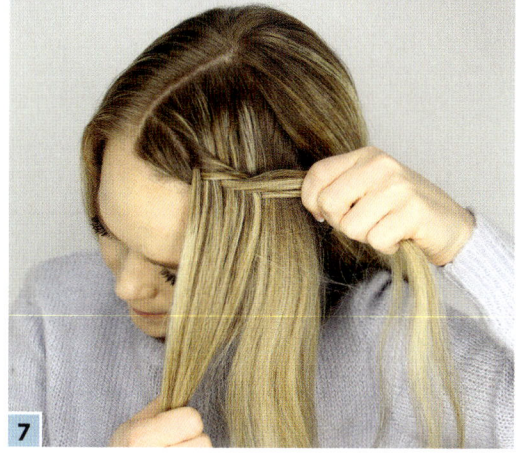

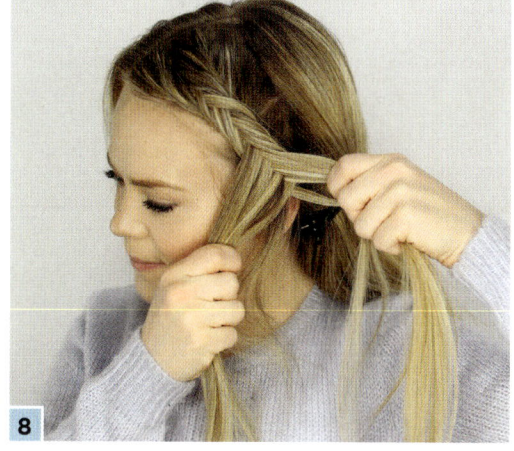

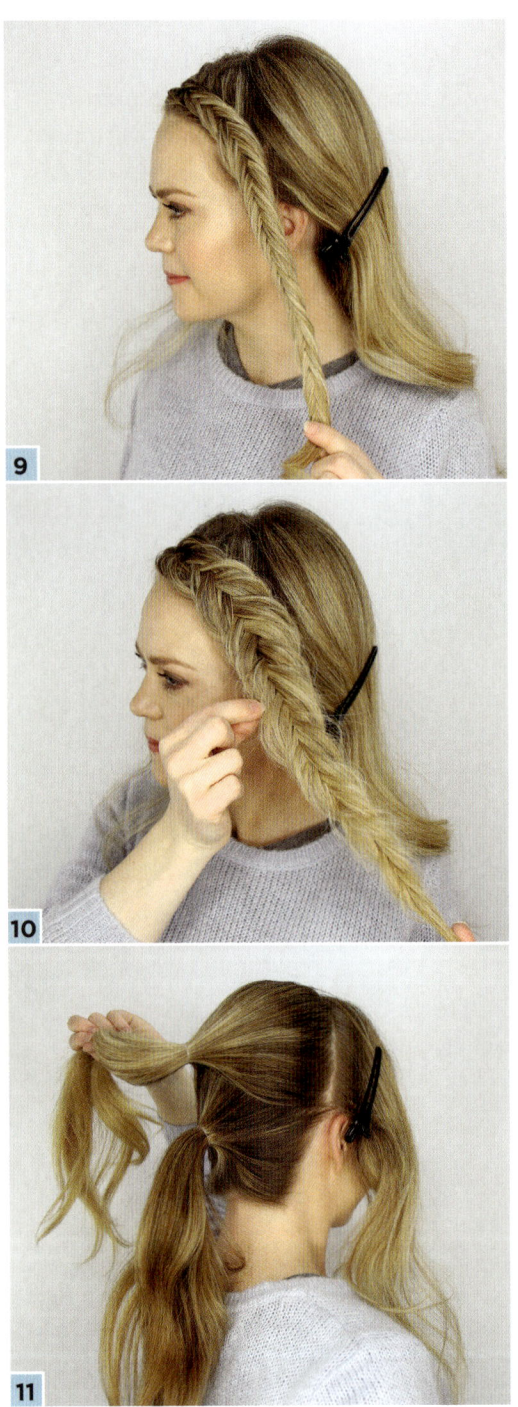

9. Wenn alle seitlichen Haare der vorderen Partie eingearbeitet sind, einen normalen Ährenzopf weiterflechten: Auf einer Seite eine dünne Strähne abteilen, unten kreuzen und zur gegenüberliegenden Seite hinzunehmen. Dann auf der anderen Seite eine dünne Strähne abteilen, unten kreuzen und zur gegenüberliegenden Seite hinzunehmen.

10. Den fertigen Zopf vorsichtig etwas aufzupfen, damit er fülliger wird. Das Zopfende mit einem transparenten Haargummi zusammenhalten.

11. Eine weitere Haarpartie vom Scheitel bis zum rechten Ohr abteilen. Die vordere Haarpartie mit einem Clip beiseitestecken. Die übrigen Haare in zwei Teile trennen und jeden mit einem transparenten Haargummi zu einem Pferdeschwanz zusammenbinden.

12. Den oberen Pferdeschwanz mit einem Haarclip beiseitestecken. Den unteren Pferdeschwanz in sich drehen, zu einem Knoten legen und mit Haarklemmen feststecken.

13. Dann den oberen Pferdeschwanz lösen und in zwei Strähnen teilen. Die obere Strähne mit dem Clip beiseitestecken.

14. Die untere Strähne in sich drehen, im Uhrzeigersinn um das Haargummi des oberen Pferdeschwanzes und danach um den unteren Knoten legen. Das Ende der Strähne mit Haarklemmen feststecken.

15. Die obere Strähne lösen, ebenfalls in sich drehen und wie die erste im Uhrzeigersinn um die beiden Knoten legen.

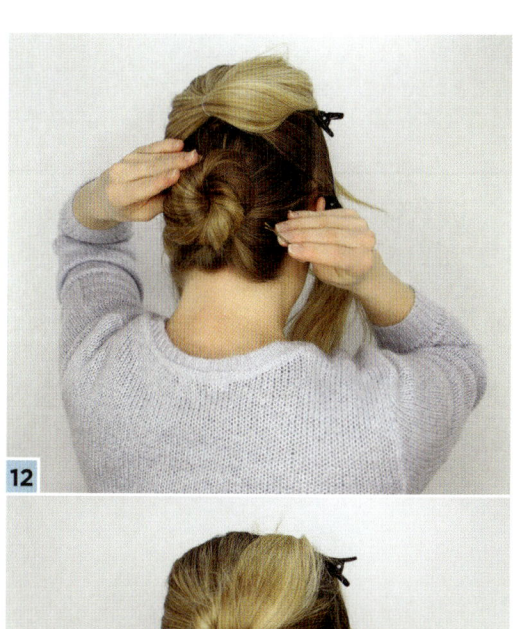

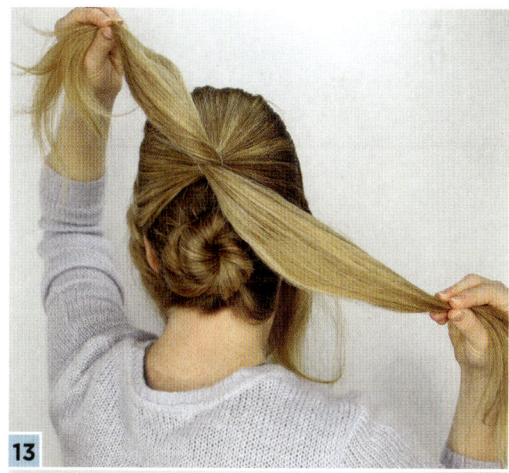

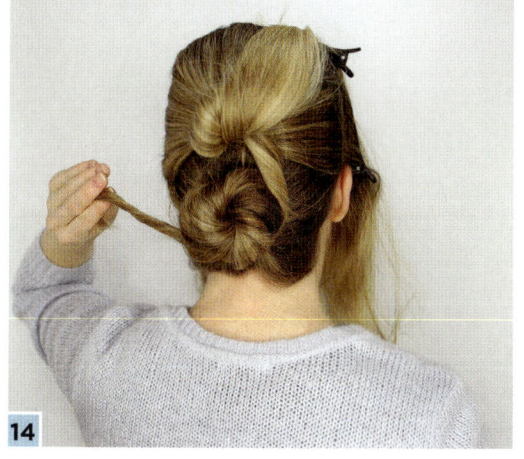

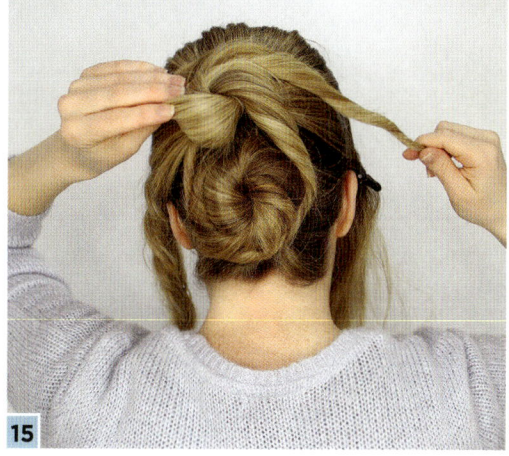

16. Das Ende der zweiten Strähne und alle eventuell lockeren Partien mit Haarklemmen fixieren.

17. Den Clip auf der rechten vorderen Seite lösen. Die Haarpartie kämmen, dann über die beiden Knoten legen und im Uhrzeigersinn um sie wickeln. Das Ende mit Haarklemmen feststecken.

18. Nun den Ährenzopf um den Knoten legen, das Zopfende unter den Knoten schieben und gut feststecken.

19. Lockere Partien mit zusätzlichen Klammern feststecken. Die fertige Frisur mit Haarspray fixieren und abstehende Härchen mit den Händen vorsichtig glätten.

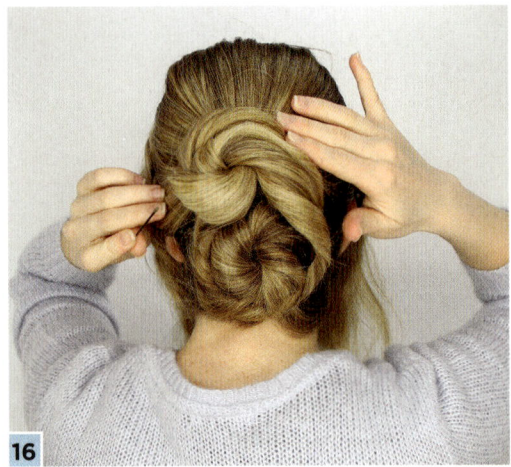

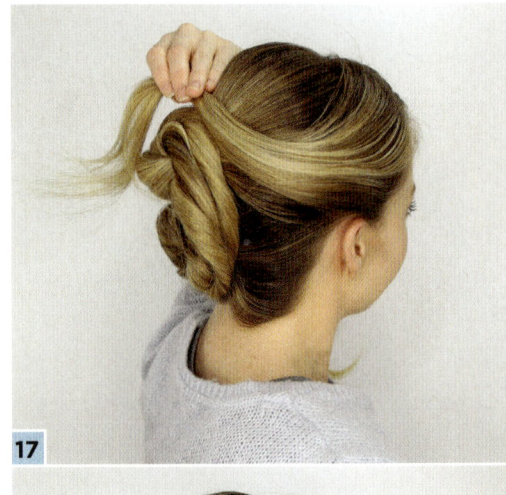

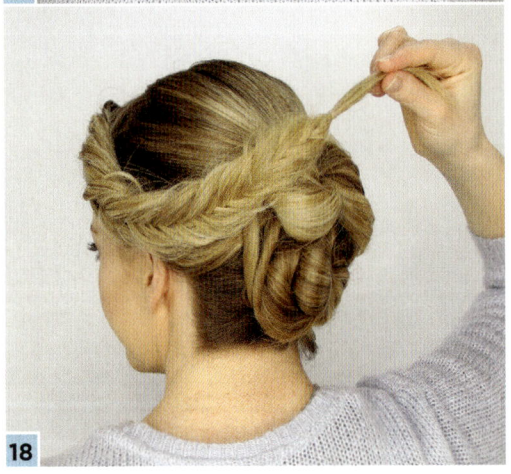

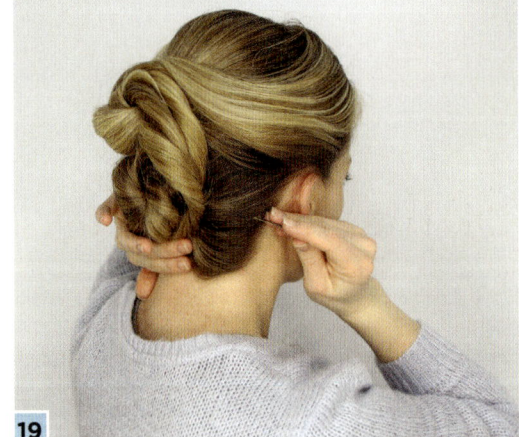

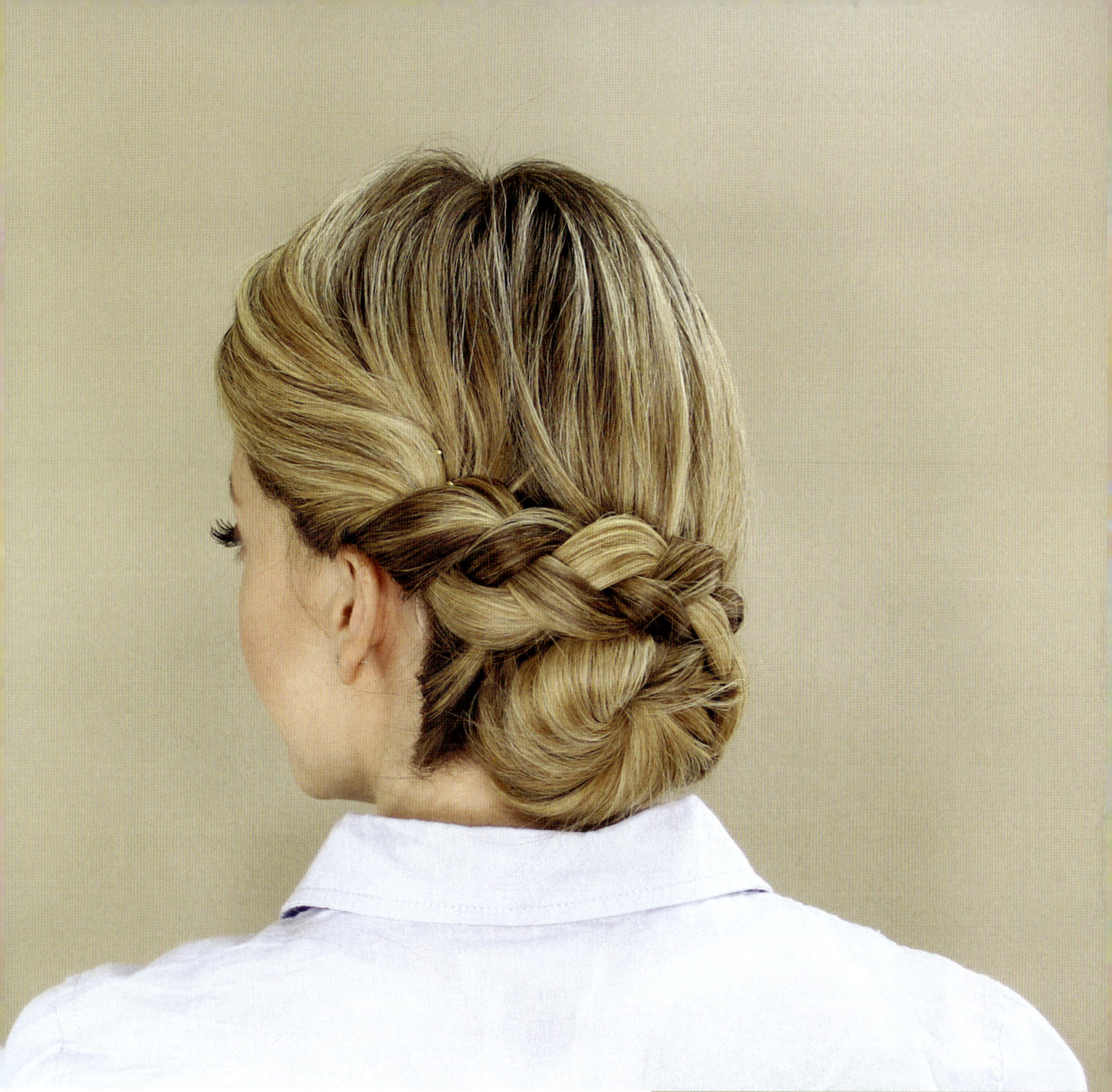

Seitenknoten
mit Zopf

Jede noch so schlichte Frisur wirkt durch geflochtene Details gleich viel interessanter. Hier wird ein normaler Zopf geflochten, du musst also keine komplizierten Techniken beherrschen. Der seitlich verschobene Nackenknoten gibt der Frisur eine elegante Note. Probiere es aus!

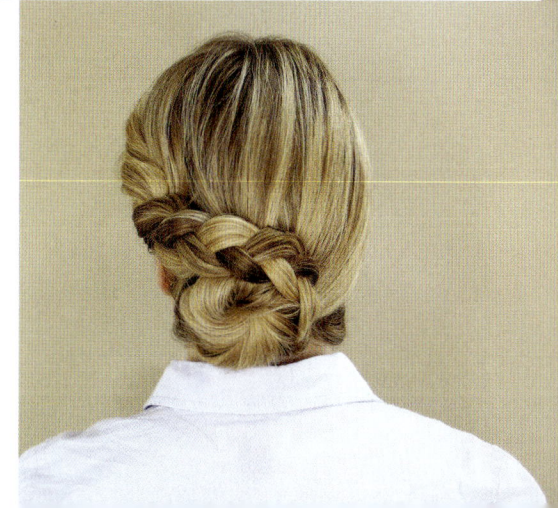

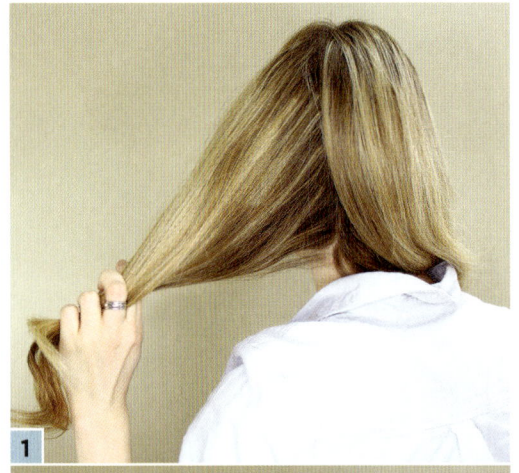

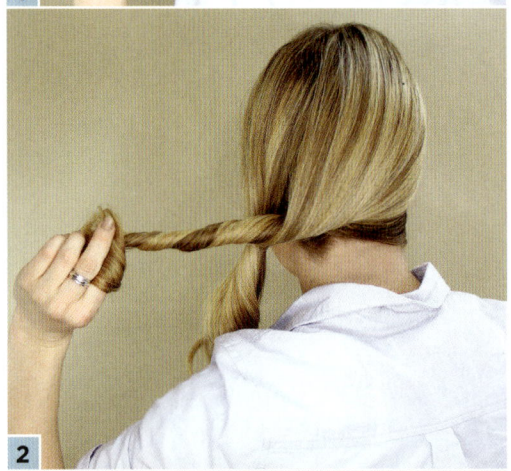

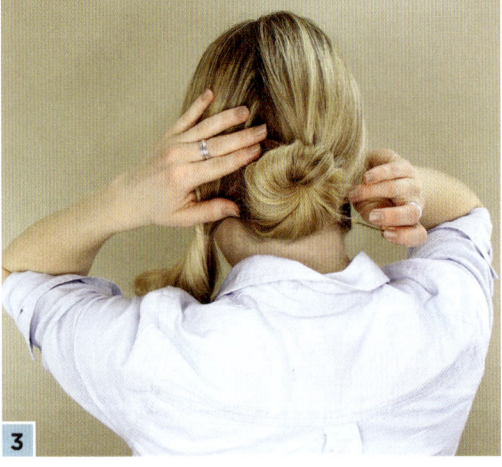

ZUBEHÖR

» Weitzinkiger Kamm
» 1 transparentes Haargummi
» Haarspray für starken Halt
» 5–6 Haarklemmen

1. Die Haare gut kämmen, dann vom Ober-kopf bis zum Nacken in zwei unterschied-lich dicke Partien teilen. Die linke Partie vorübergehend mit einem Haargummi zusammenbinden.

2. Die rechte Partie auf ganzer Länge fest in sich drehen. Die Haare werden noch glat-ter, wenn du sie vor dem Zwirbeln mit Haarspray einsprühst.

3. Die zusammengedrehten Haare im Uhr-zeigersinn zum Knoten legen und diesen mit vier Haarklemmen gut feststecken. Du kannst auch mehr Haarklemmen dafür verwenden. Wichtig ist aber, dass sie möglichst unsichtbar eingesteckt werden.

4. Die linke Partie in drei Strähnen teilen und zum Zopf flechten. Dabei abwechselnd die rechte und linke Strähne über die mittlere legen.

5. Den Zopf über den Knoten im Nacken legen und im Uhrzeigersinn um ihn wickeln. Das Zopfende unsichtbar mit Haarklemmen feststecken. Die fertige Frisur mit reichlich Haarspray fixieren.

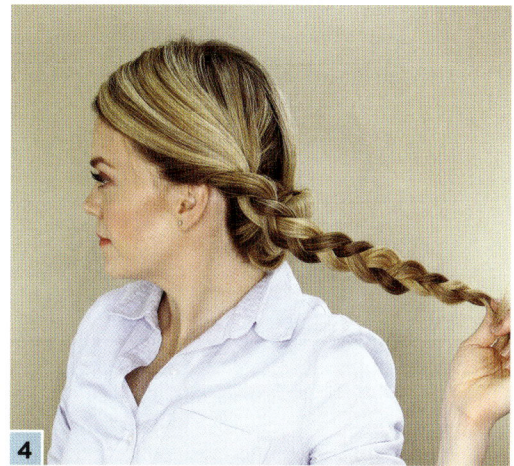

CLEVER!

Du kannst die Haare am Hinterkopf vor dem Frisieren etwas toupieren, um hier mehr Volumen zu gewinnen. Das Deckhaar anschließend vorsichtig glätten. Der Knoten im Nacken sollte möglichst klein und fest sein. Du kannst ihn später noch lockern. Halte das Ende des geflochtenen Zopfs mit einem transparenten Haargummi zusammen, damit er sich im Lauf des Tages nicht lockert. Zupfe ihn nach Wunsch etwas auf, damit er fülliger aussieht.

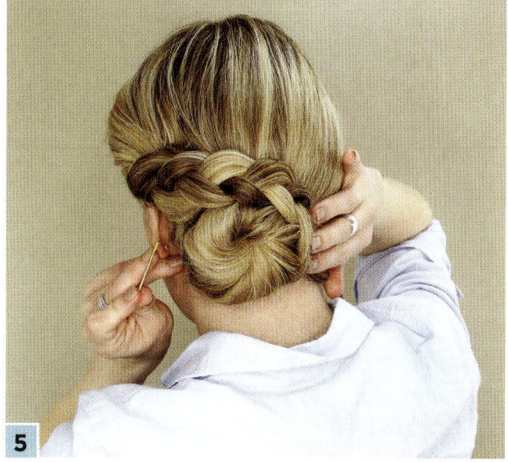

KAPITEL 5

Geknotet, gedreht & verschlungen

Mit Knoten, gedrehten Haarsträhnen und Zöpfen lassen sich viele Frisuren kreativ abwandeln. In diesem Kapitel findest du moderne, ungewöhnliche Frisuren mit mehreren Knoten, eingeschlagenen Haarpartien oder einem Stirnband, die kompliziert aussehen, aber gar nicht so schwierig zu stylen sind. Selbst für den guten alten Pferdeschwanz gibt es tolle Variationsmöglichkeiten. Ob Knoten, gedrehter Zopf, geflochtener Zopf oder Pferdeschwanz – oder eine Kombination verschiedener Elemente: Alle Frisuren sitzen besser, wenn sie mit Haarspray fixiert werden. So können sich keine vorwitzigen Strähnchen lösen.

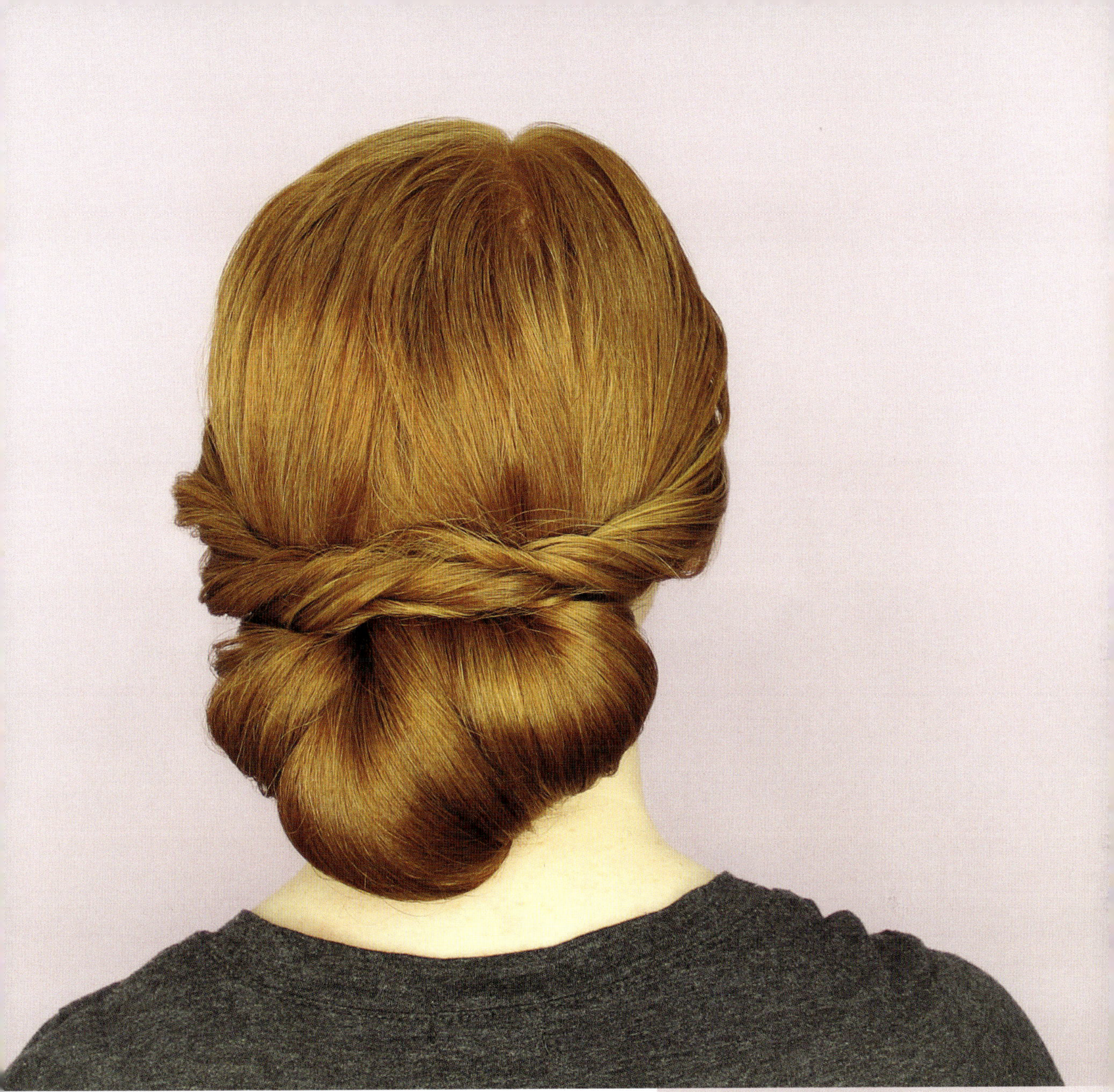

Einschlag mit gedrehtem Zopf

Diese elegante Kombination aus einer locker eingeschlagenen, tief sitzenden Rolle und zwei gedrehten Zöpfen ist
genau richtig für einen festlichen Anlass wie einen Ball. Die
Frisur ist nicht so kompliziert zu stylen, wie sie aussieht. Fehlt
nur noch ein glitzernder Haarschmuck!

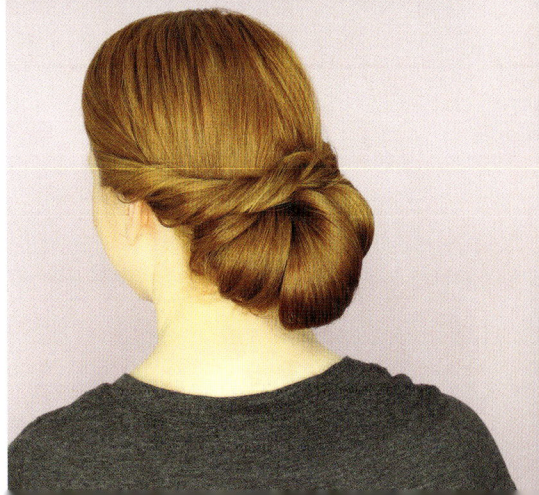

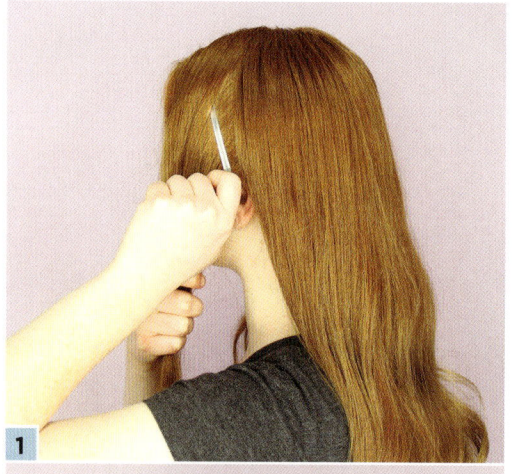

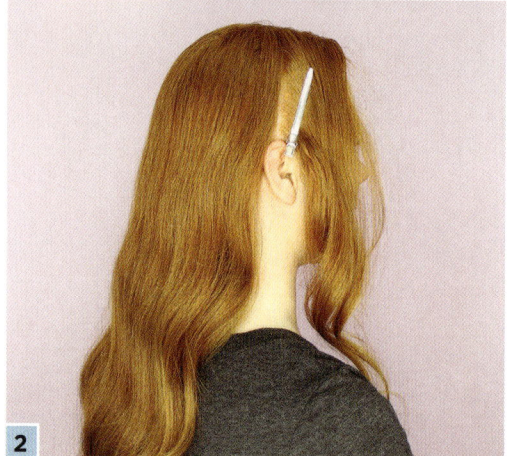

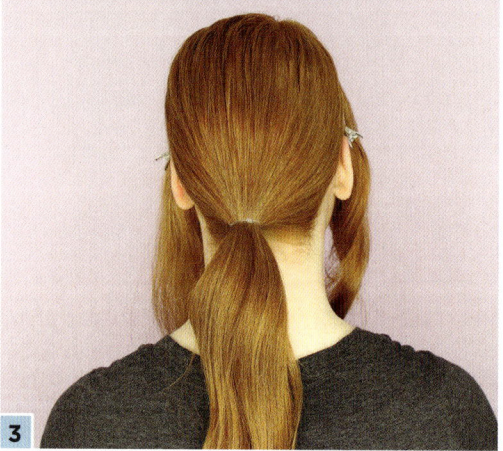

ZUBEHÖR

» Weitzinkiger Kamm
» 2 Haarclips
» Haarspray für starken Halt
» 2 transparente Haargummis
» 10–12 Haarklemmen

1. Links über dem Gesicht einen Seitenscheitel ziehen. Von dort bis zum linken
   Ohr die vordere Partie abteilen und mit
   einem Clip beiseitestecken.

2. Rechts vom Scheitel die Haare vor dem
   Ohr ebenfalls abteilen und mit einem
   Clip beiseitestecken.

3. Die hintere Haarpartie kämmen, mit
   Haarspray einsprühen und nochmals kämmen. Nun diese Partie tief im Nacken mit
   einem transparenten Haargummi zu einem
   Pferdeschwanz zusammenbinden.

4. Den Pferdeschwanz etwas lockern und die Haare zwischen Gummi und Haaransatz leicht auseinanderziehen. Den Pferdeschwanz von unten nach oben durch diese Lücke ziehen.

5. Dann den Pferdeschwanz kämmen, mit Haarspray einsprühen und nochmals kämmen, damit die Haare nicht abstehen. Das Zopfende einige Zentimeter über den Haarspitzen mit einem transparenten Haargummi zusammenhalten.

6. Den oberen Teil des Pferdeschwanzes etwas auseinanderziehen und oberhalb des Einschlags feststecken.

7. Den unteren Teil des Pferdeschwanzes vom Gummi aus nach innen einrollen, sodass eine Schlaufe entsteht.

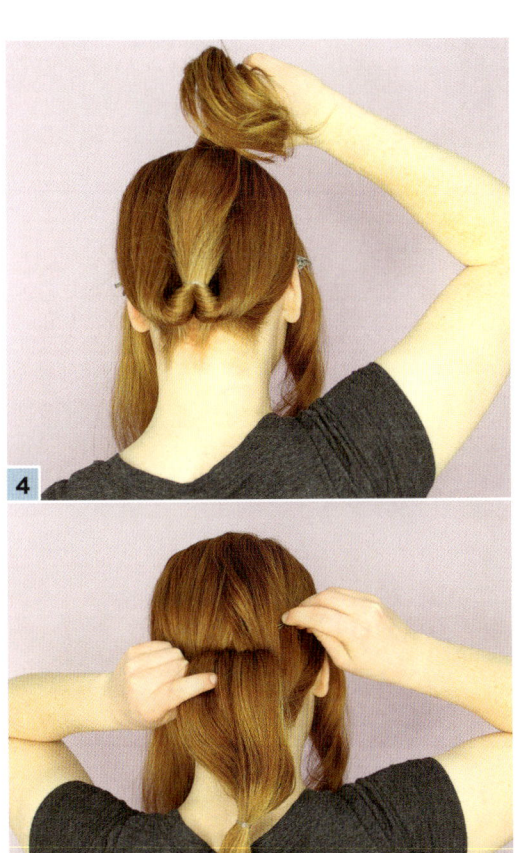

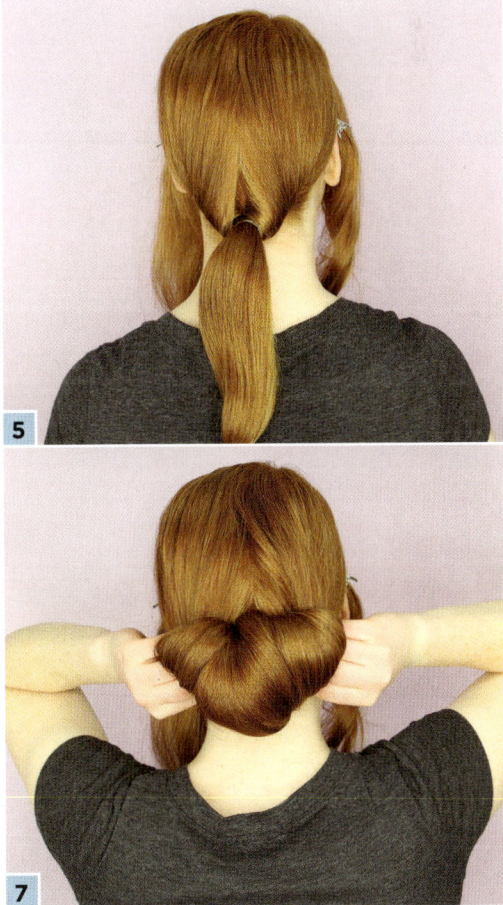

8. Zum Fixieren der Schlaufe Haarklemmen waagerecht einschieben, sodass sie unter den Haaren versteckt sitzen.

9. Den Clip auf der rechten Seite entfernen. Die Haare kämmen, mit Haarspray einsprühen und nochmals kämmen. Dann die Partie nach oben eindrehen und quer über den Einschlag im Nacken legen.

10. Die gedrehte Partie um die linke Seite des Einschlags führen, das Ende darunterschieben und feststecken.

11. Den Clip auf der linken Seite lösen. Die Haare kämmen, mit Haarspray einsprühen und nochmals kämmen. Dann die Partie ebenfalls in sich drehen und quer über den Einschlag im Nacken legen.

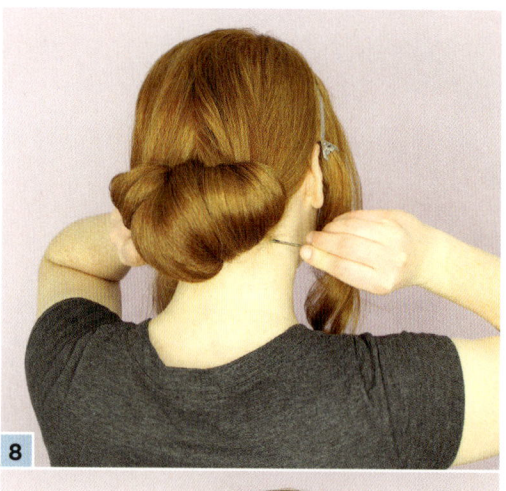

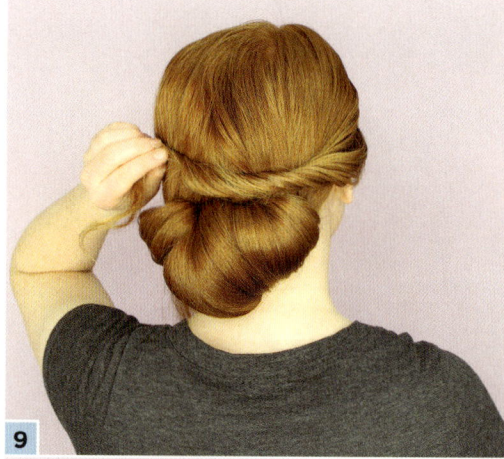

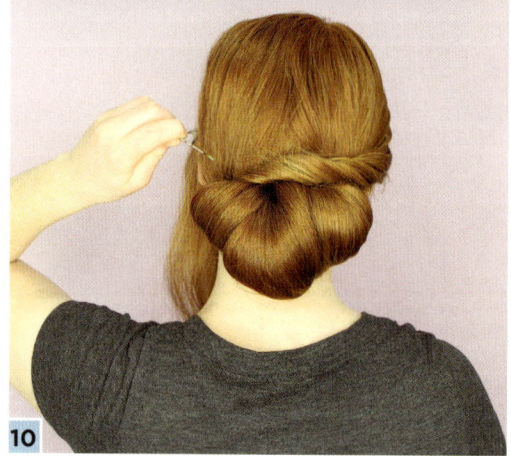

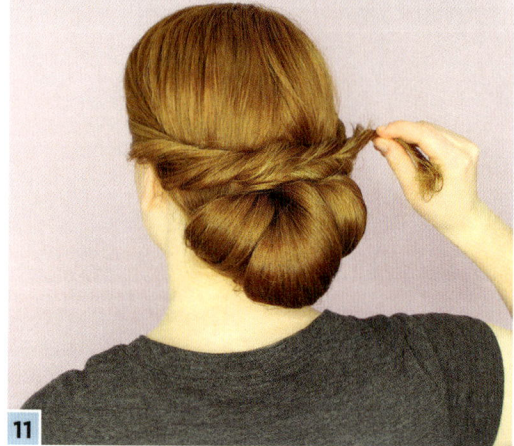

12. Die zweite gedrehte Partie um die rechte Seite des Einschlags führen, ihr Ende darunterschieben und feststecken. Die Frisur großzügig mit Haarspray fixieren, damit sie eine rauschende Ballnacht lang hält.

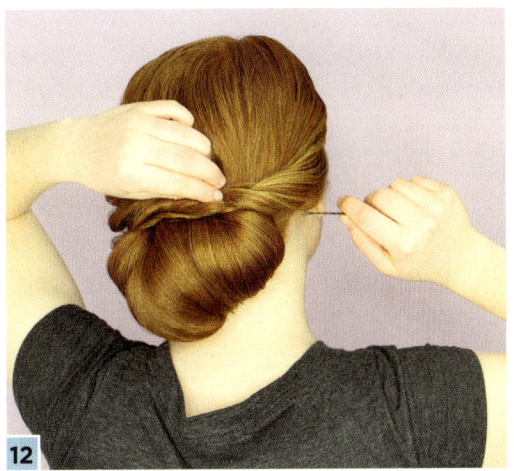

CLEVER!

Du kannst die gedrehten Zöpfe vor dem Feststecken am Einschlag noch etwas fülliger aufzupfen.

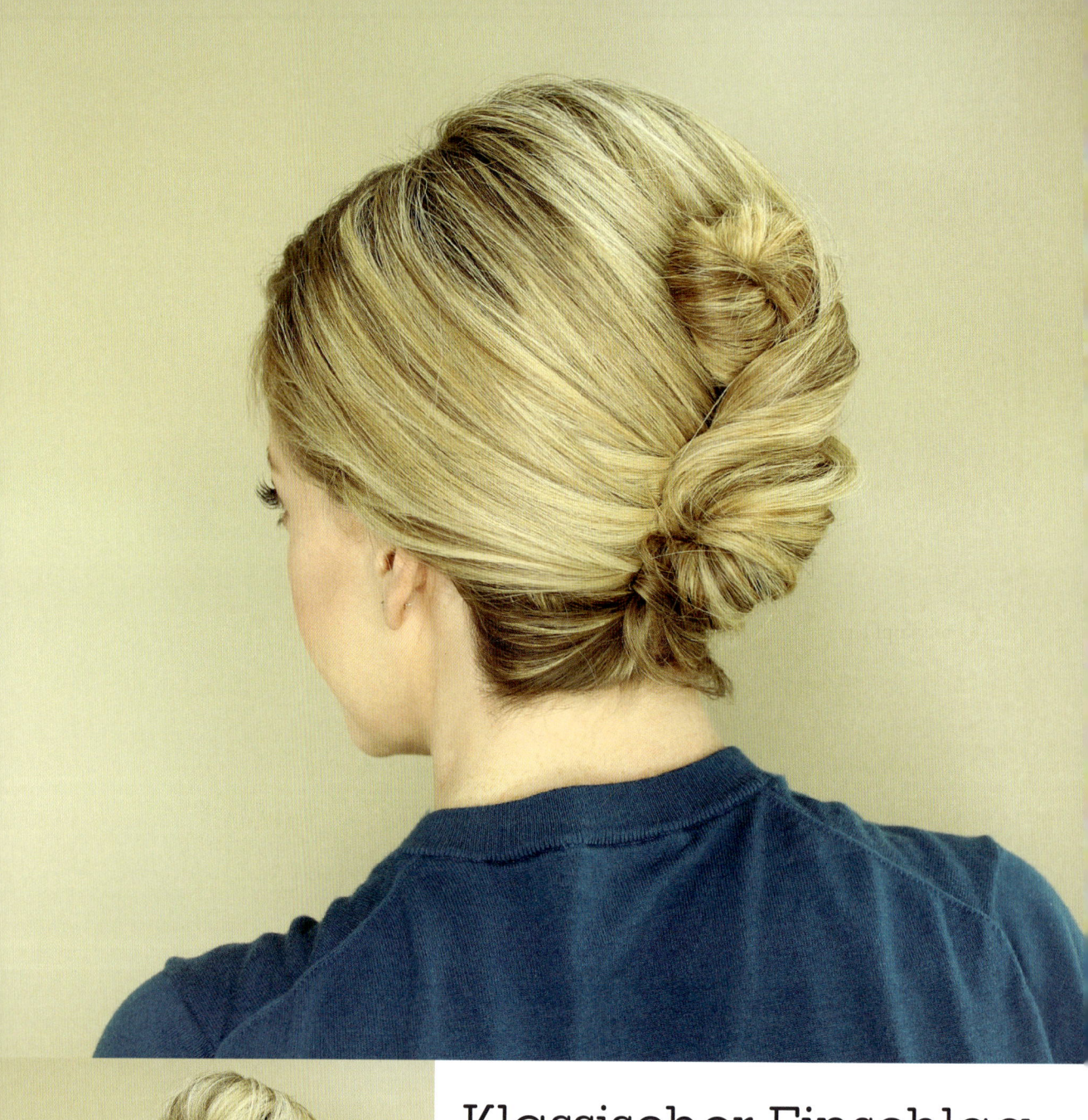

Klassischer Einschlag

Diese Frisur wird auch »Banane« genannt. Sie gehört zu den Klassikern, die seit Generationen nicht aus der Mode kommen. Weil sie zum Büro-Outfit ebenso gut passt wie zum Ballkleid, kann man mit ihr nichts falsch machen. Am besten hält sie einen bis zwei Tage nach der Haarwäsche, wenn die Haare nicht mehr so rutschig sind. Sie steht Frauen jedes Typs und Alters und eignet sich für alle Haartypen.

ZUBEHÖR

» Toupierbürste
» 6–8 Haarklemmen
» Haarspray für mittleren Halt

1. Am oberen Hinterkopf eine schmale Haarpartie abteilen und leicht toupieren. Mit einer zweiten Partie wiederholen, dann das Deckhaar vorsichtig glätten.

2. Die Haare bürsten, in den Nacken legen und von oben nach unten in sich drehen.

3. Die gedrehte Partie senkrecht an den Hinterkopf legen.

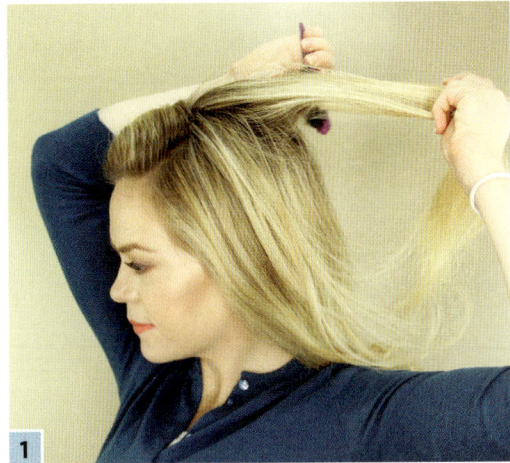

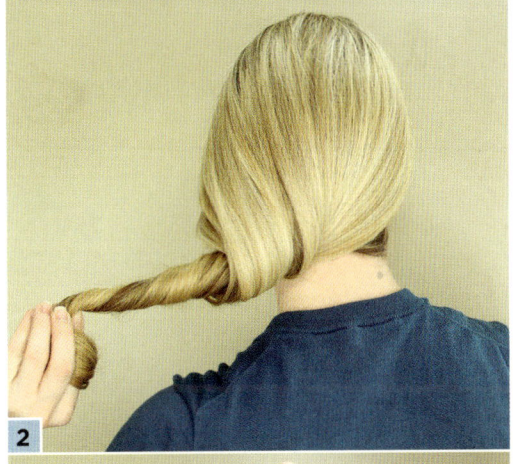

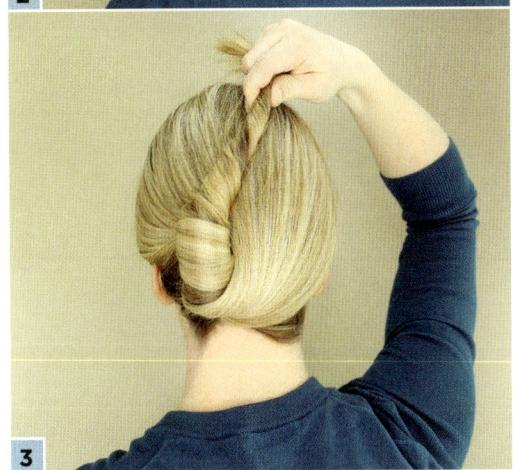

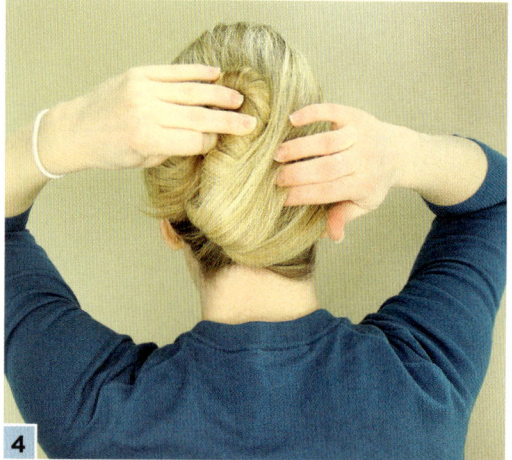

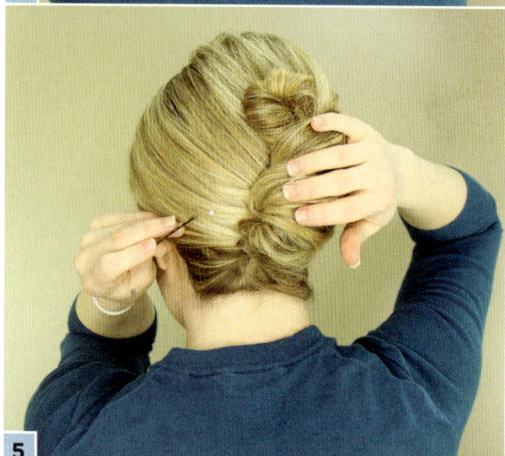

4. Nun die gedrehte Partie mit der linken Hand festhalten. Mit der rechten Hand Haare von der rechten Seite über den oberen Teil der gedrehten Partie schieben. Er soll möglichst ganz bedeckt sein.

5. Den Einschlag mit einer Hand gut festhalten. Mit der anderen Hand Haarklemmen zuerst von unten nach oben einschieben, sodass sie einen kleinen Teil der oberen Haarpartie erfassen. Dann die Klemmen drehen und von links nach rechts in den Einschlag schieben. So sind die Klemmen später kaum zu sehen. Verwende so viele Klemmen, bis die Frisur fest sitzt. Zuletzt alles mit Haarspray fixieren und glatt streichen.

CLEVER!

Die Haare nach dem Zusammendrehen mit Haarspray fixieren, damit der Einschlag gut hält. Lose Strähnen werden im letzten Arbeitsschritt in den Einschlag geschoben und festgesteckt.

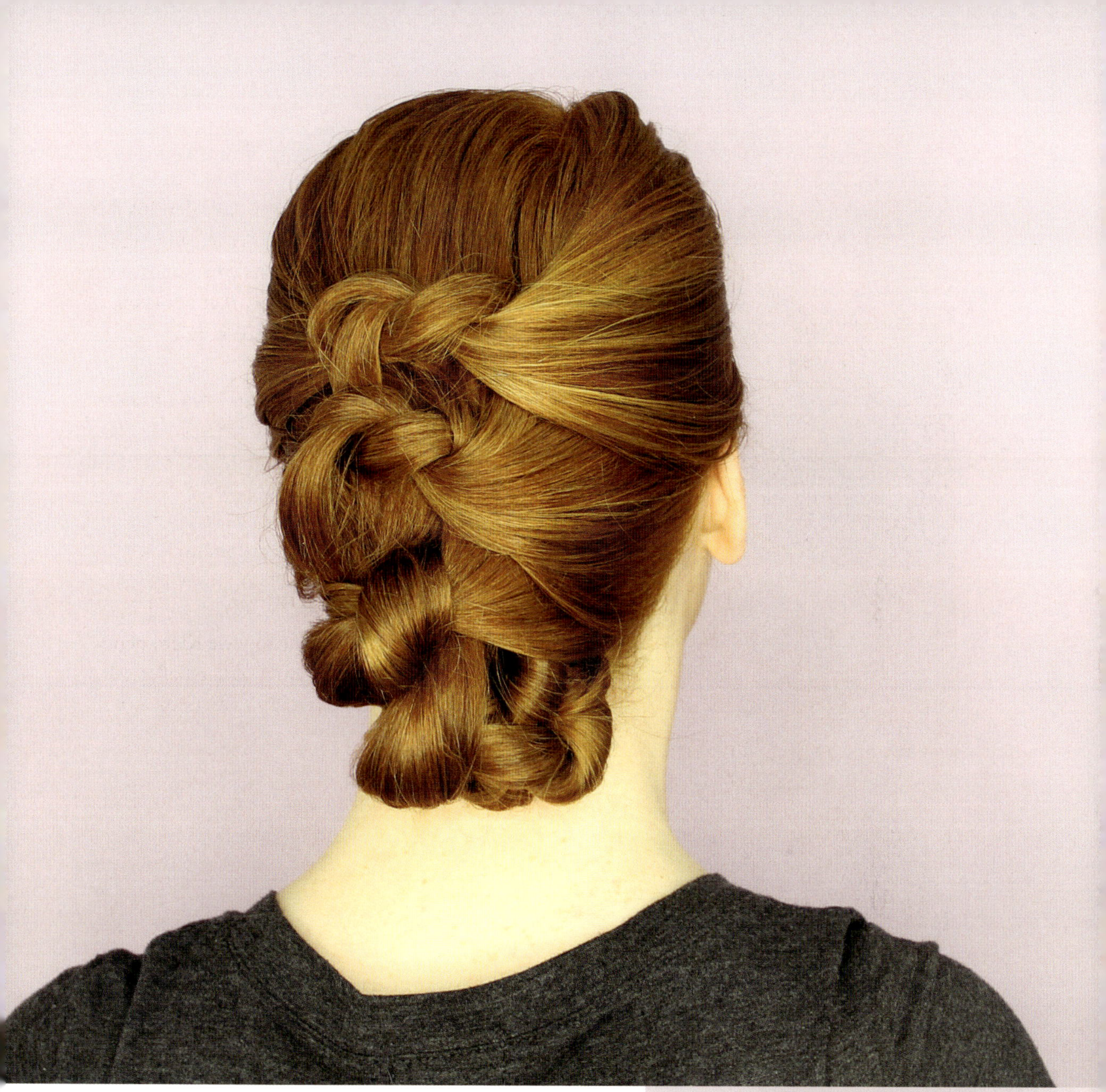

Knoten en masse

Für diese Frisur werden tatsächlich Knoten in die Haare gebunden. Keine Sorge, sie lassen sich später leicht wieder entfernen, und da einer nach dem anderen gebunden wird, ist auch das Frisieren recht unkompliziert. Beeindrucke deine Freundinnen mit dieser Frisur bei der nächsten Party!

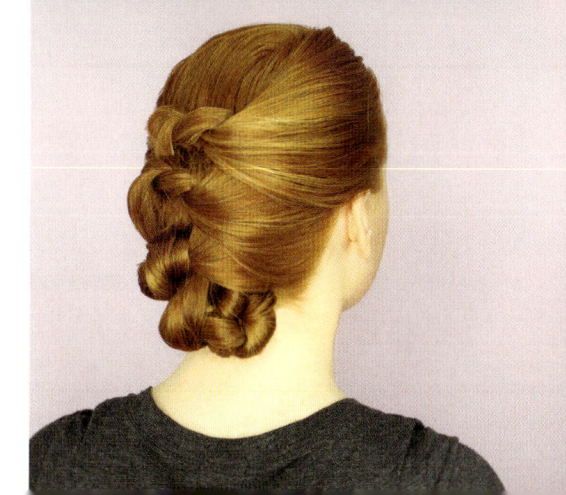

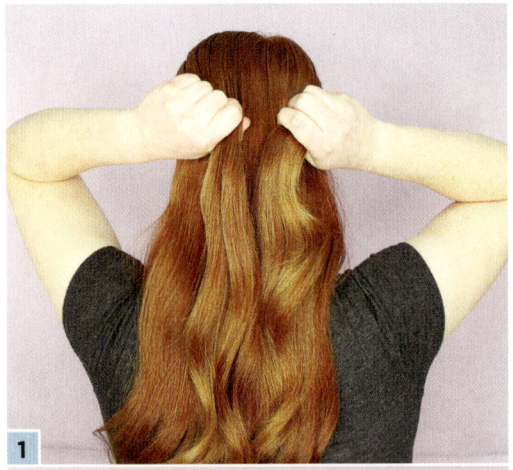

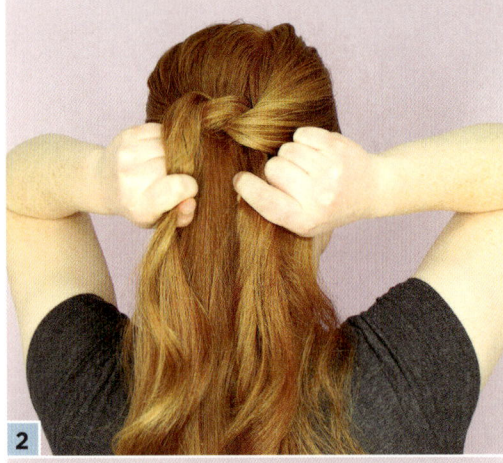

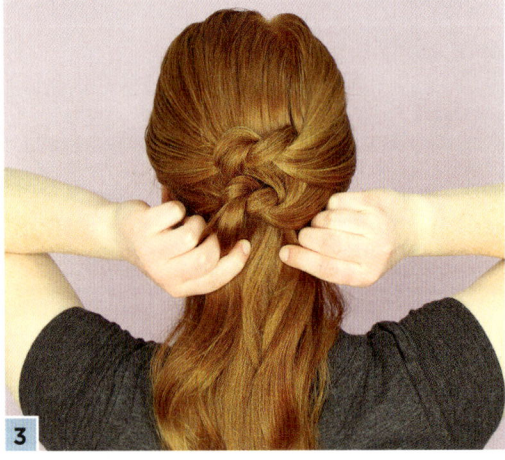

ZUBEHÖR

» Weitzinkiger Kamm
» 1 transparentes Haargummi
» 4–6 Haarklemmen
» Haarspray für starken Halt

1. Die Haare durchkämmen, um sie zu glätten. Rechts und links oberhalb der Ohren die vorderen Haarpartien abtrennen und zum Hinterkopf führen.

2. Für den Knoten die rechte Strähne über die linke legen und dann von unten nach oben unter der linken Strähne hindurchführen. Die Strähnen in entgegengesetzte Richtungen ziehen, um den Knoten dicht am Kopf festzuziehen.

3. Direkt unter den verknoteten Haarpartien auf jeder Seite eine 2,5 cm breite Strähne aufnehmen. Die Strähnen zu den entsprechenden Strähnen des ersten Knotens hinzunehmen. Aus der so entstandenen rechten und linken Strähne wieder einen Knoten binden: Dafür erneut die rechte Strähne über die linke legen, dann von unten nach oben unter der linken Strähne durchziehen. Die Strähnen in entgegengesetzte Richtungen ziehen, um den Knoten dicht am Kopf festzuziehen.

4. Die übrigen Haare teilen, zu den beiden Strähnen hinzunehmen und dicht am Kopf einen dritten Knoten binden.

5. So viele weitere Knoten binden, wie die Haarlänge es zulässt, dann die Haarspitzen mit einem transparenten Haargummi zusammenhalten.

6. Den geknoteten Strang im Nacken einschlagen, mit Haarklemmen feststecken und die ganze Frisur mit Haarspray fixieren.

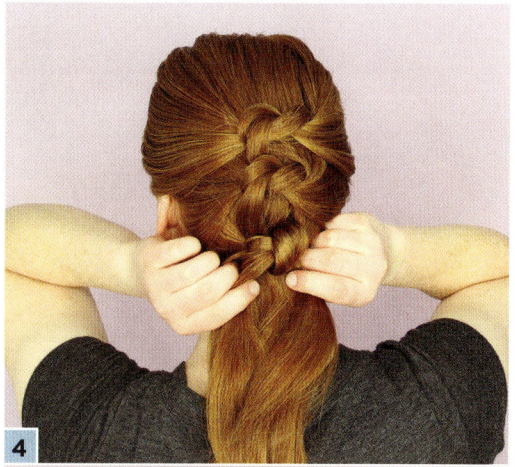

CLEVER!

Die Haare nach jedem Knoten durchkämmen und mit Haarspray einsprühen, damit sie schön glatt anliegen. Du kannst die einzelnen Knoten zudem zusätzlich mit ein bis zwei Haarklemmen fixieren.

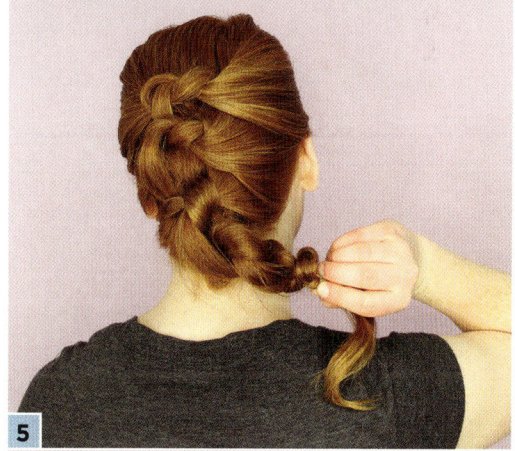

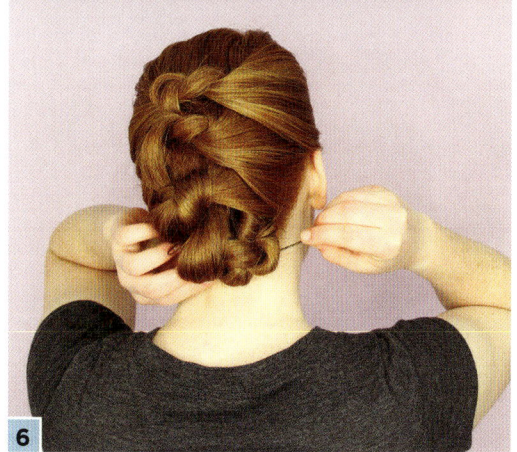

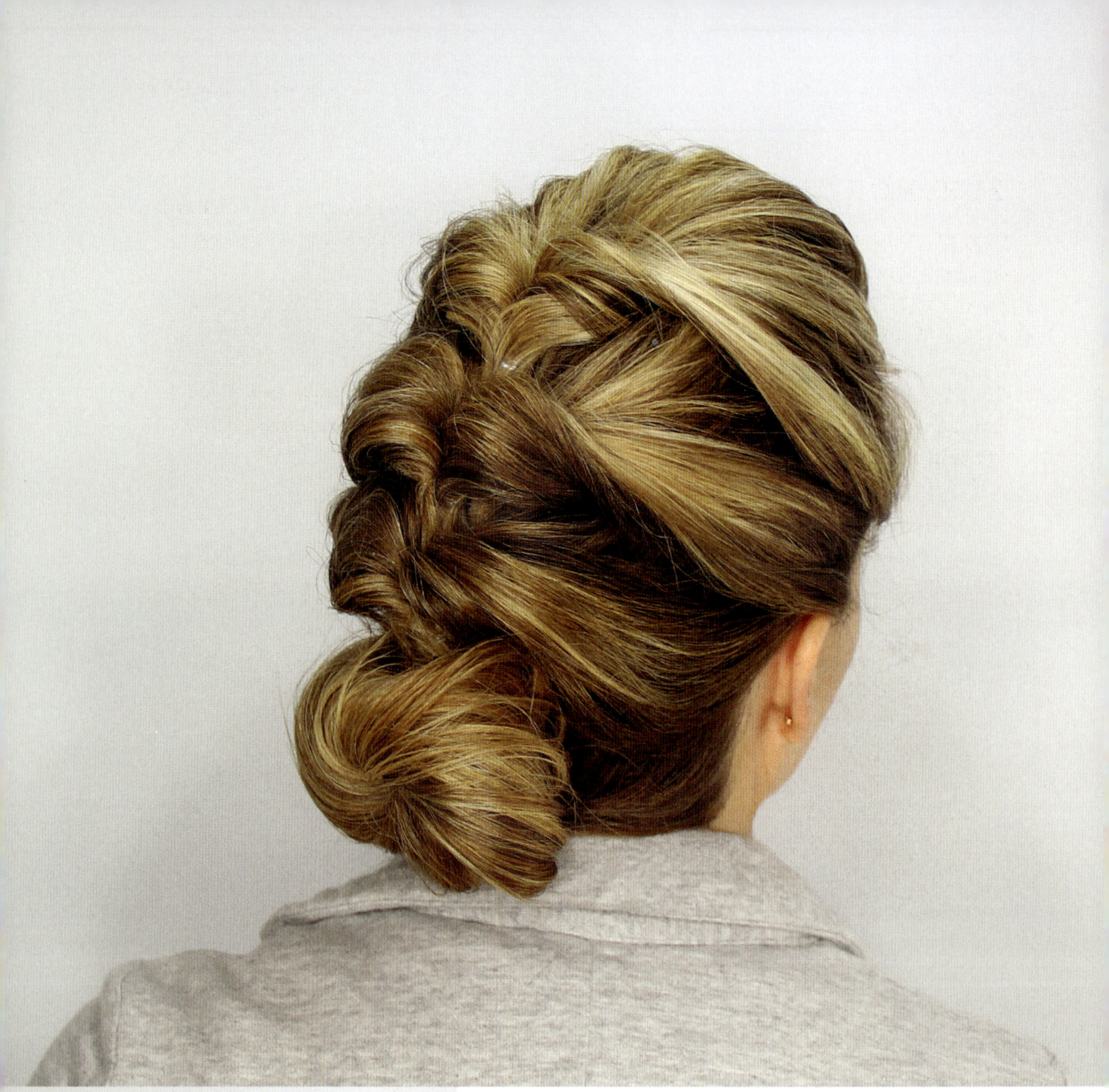

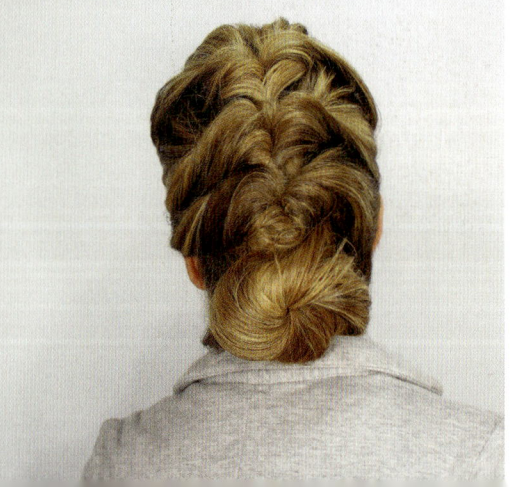

Twists & Knoten

Was kommt dabei heraus, wenn man drei Twists mit einem klassischen Knoten kombiniert? Eine fantastische Frisur, die ihresgleichen sucht. Das Stylen der Twists ist leicht zu lernen, und wenn du den Dreh erst einmal heraushast, wird dir die Frisur schnell von der Hand gehen. Probiere es aus!

ZUBEHÖR

» Weitzinkiger Kamm
» 3 transparente Haargummis
» 4–6 Haarklemmen
» Haarspray für starken Halt

1. Die Haarpartie oberhalb der Ohren anheben und am hinteren Oberkopf zusammennehmen.

2. Die abgetrennte Partie mit einem transparenten Haargummi zusammenbinden.

3. Die Haare über dem Gummi auseinanderziehen, sodass eine Lücke entsteht.

4. Den Zopf von unten nach oben durch die Lücke schieben und nach unten ziehen.

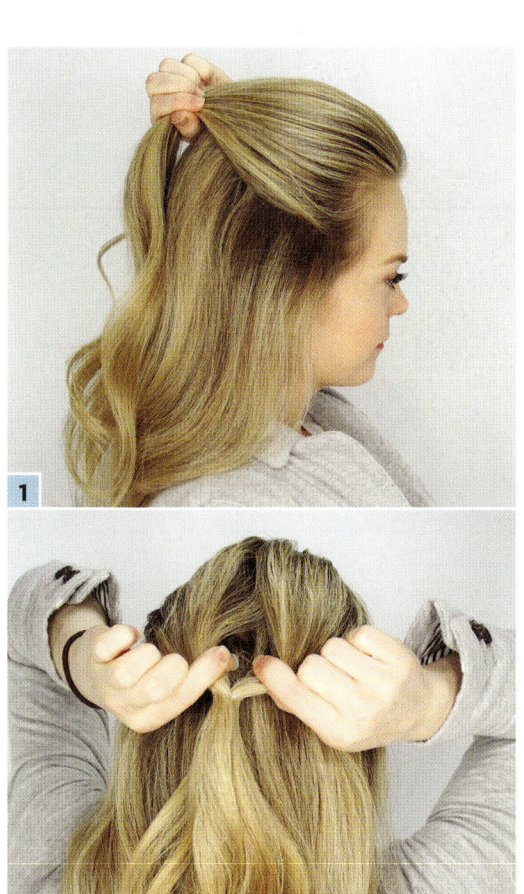

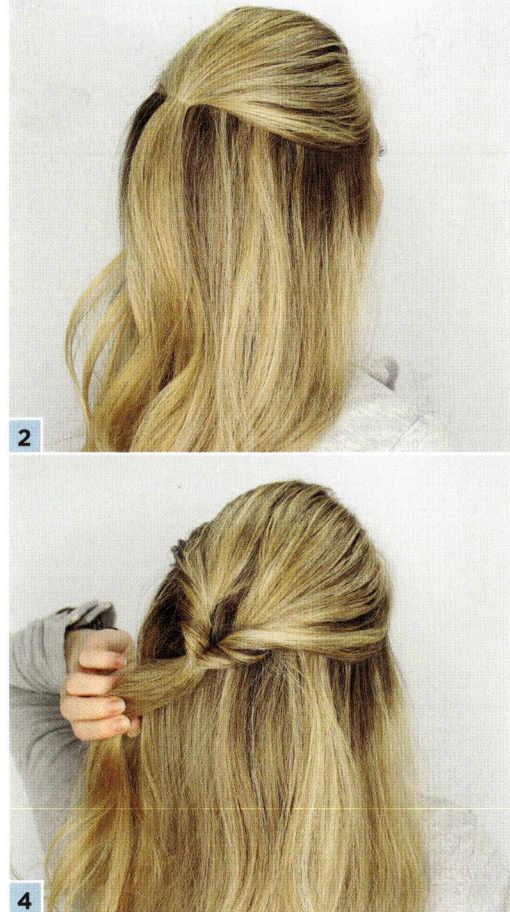

5. Die Lücke über dem Twist vorsichtig wieder zuziehen.

6. Zwei weitere Strähnen über den Ohren abteilen und mit diesen ebenso verfahren. Der zweite Twist sollte direkt unter dem ersten liegen.

7. Dann wieder zwei Strähnen hinter den Ohren aufnehmen und dasselbe noch einmal wiederholen. Der dritte Twist sollte einige Zentimeter über dem Nacken liegen.

8. Anschließend alle herabhängenden Haare in sich drehen.

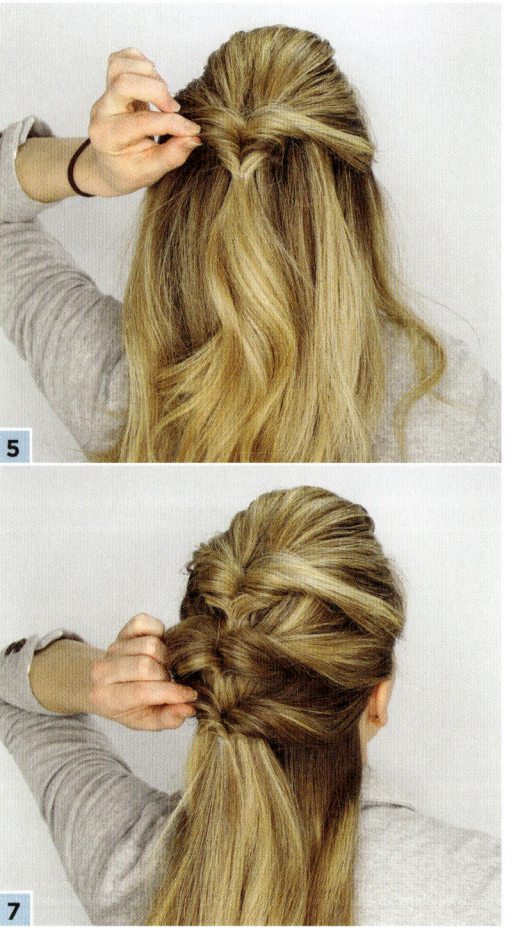

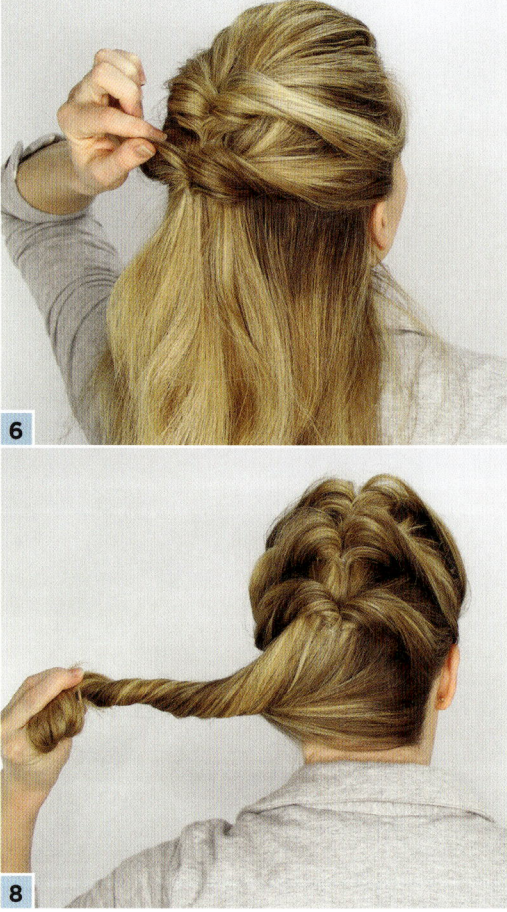

9. Die gedrehten Haare zum Knoten legen und mit Haarklemmen sicher, aber unsichtbar feststecken. Zuletzt die Frisur mit Haarspray fixieren.

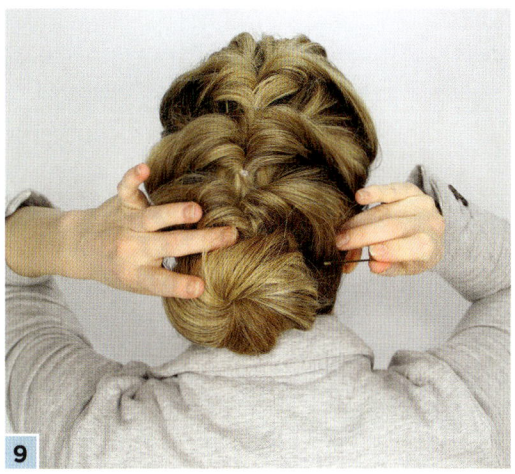

CLEVER!

Vor jedem Twist die Haare kämmen und mit Haarspray einsprühen, damit sie schön glatt anliegen. Die herabhängenden Haare vor dem Eindrehen ebenfalls mit Haarspray besprühen und kämmen. Dann eindrehen und zum Knoten legen.

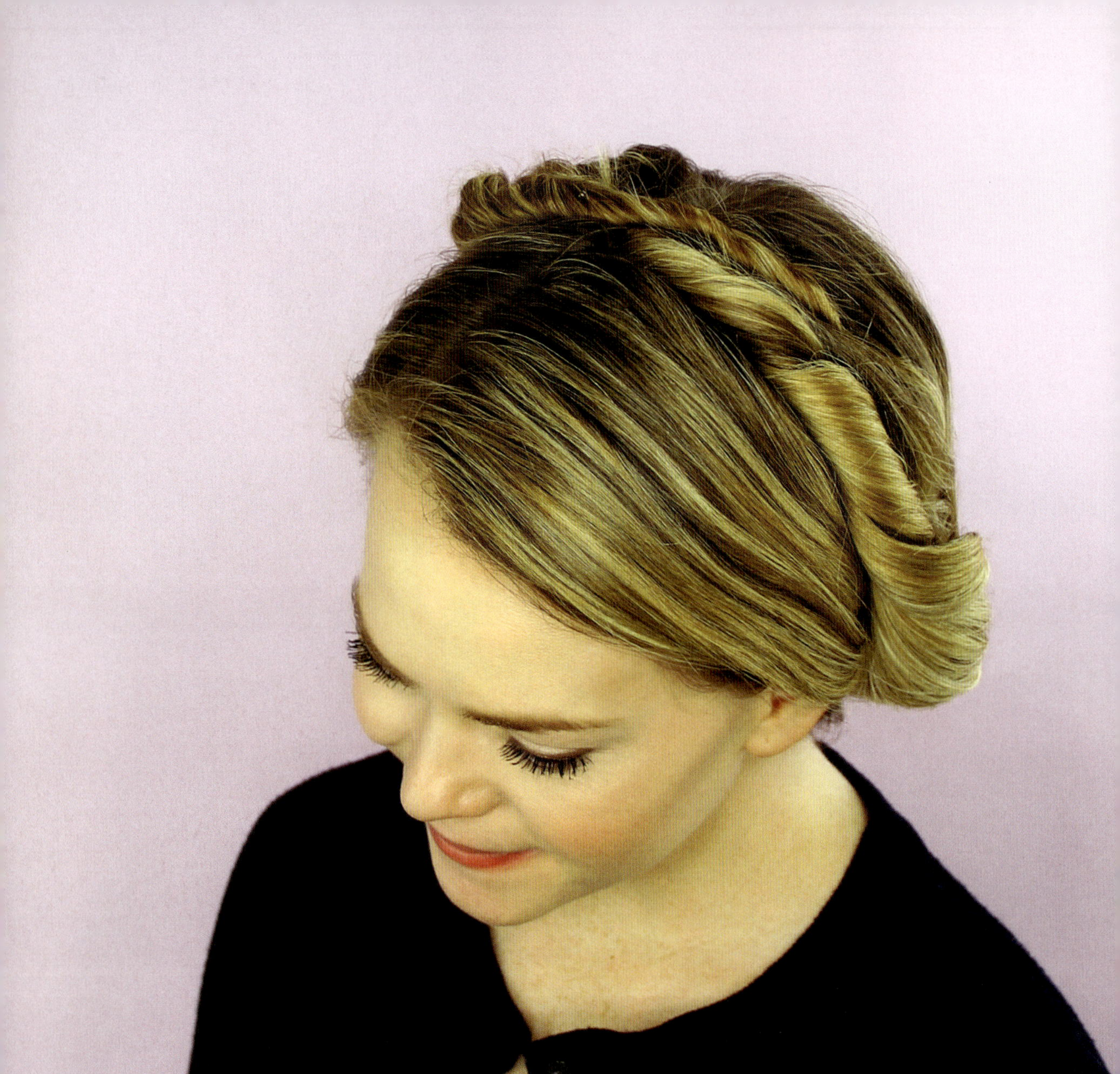

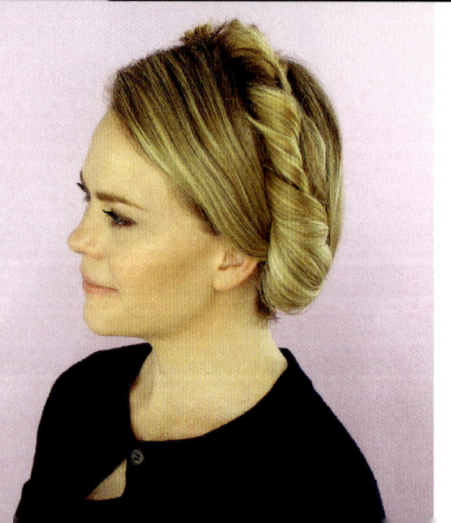

Gedrehtes Stirnband

Diese moderne Version der klassischen Flechtkrone ist
viel einfacher zu stylen, weil sie ohne Zöpfe auskommt.
Stattdessen werden nur zwei dicke Haarsträhnen gedreht
und über der Stirn gekreuzt. Dreh doch mal auf!

ZUBEHÖR

» Weitzinkiger Kamm
» 2–5 Haarklemmen
» Haarspray für starken Halt

1. Die Haare gut kämmen, dann am Hinterkopf einen Mittelscheitel ziehen und die Haare in zwei Hälften teilen.

2. Die linke Hälfte von unten nach oben in sich drehen.

3. Die gedrehte Partie über den Oberkopf legen und dort mit Haarklemmen feststecken. Dabei sollte das Ende der gedrehten Partie möglichst flach am Kopf anliegen.

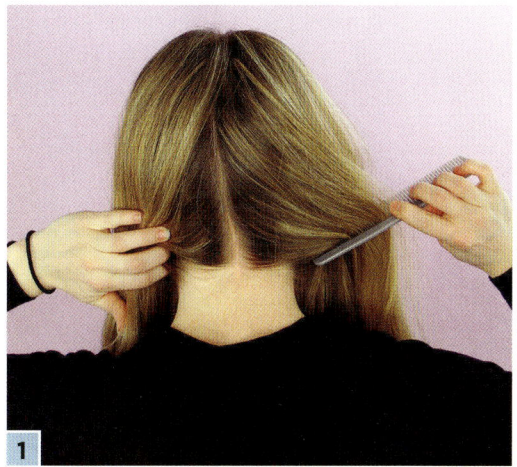

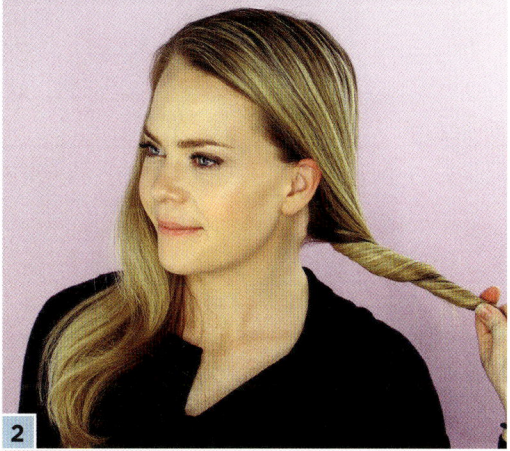

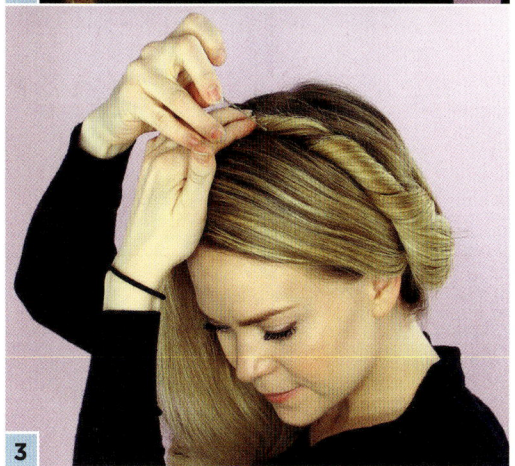

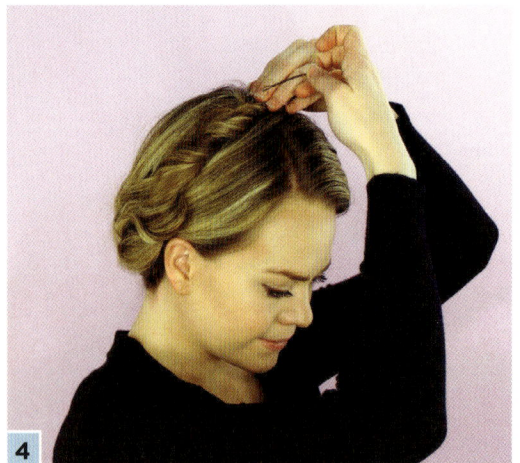

4. Mit der rechten Haarhälfte ebenso verfahren. Die zweite gedrehte Partie so über den Oberkopf legen, dass sie das Ende der linken gedrehten Partie kreuzt. Dann das Ende der rechten Partie unter die linke stecken. Dadurch werden die Enden versteckt und es sieht aus, als läge eine durchgehende Haarkordel über der Stirn. Die Frisur mit Haarspray fixieren und abstehende Härchen glätten.

CLEVER!

Damit die Frisur garantiert den ganzen Tag hält, stecke die gedrehten Partien auf ganzer Länge unsichtbar mit drei bis vier Haarklemmen fest.

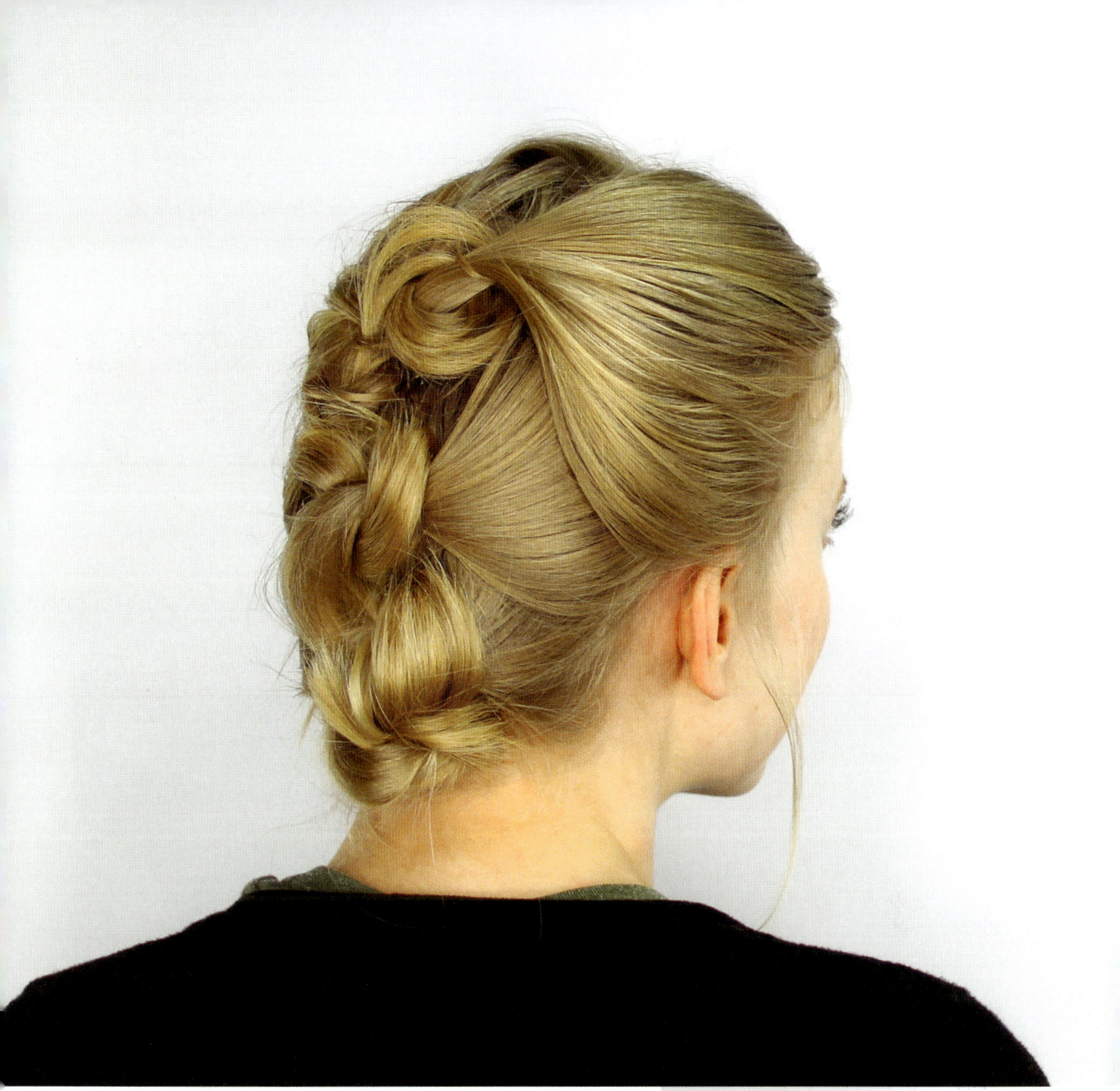

Total verknotet

Mit dieser tollen Frisur bringst du Abwechslung in den Alltag. Sie besteht aus vielen kleinen Knoten, die schnell und leicht zu stylen sind. Damit machst du immer eine gute Figur – im Supermarkt ebenso wie in einem schicken Restaurant.

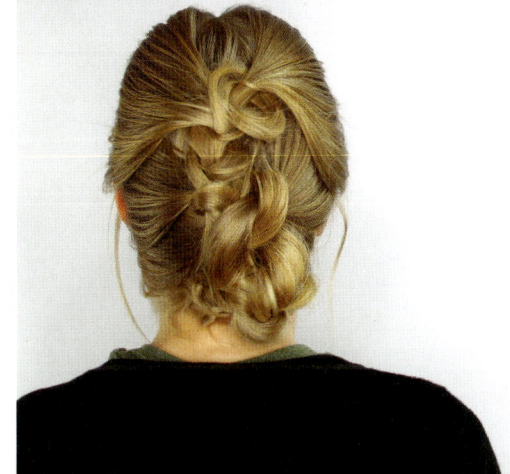

ZUBEHÖR

» Weitzinkiger Kamm
» 5–7 Haarklemmen
» Haarspray für starken Halt

1. Die Haare kämmen. Am vorderen Haaransatz zwei dünne Strähnen abtrennen und zum hinteren Oberkopf führen.

2. Die beiden Strähnen miteinander verknoten und festziehen.

3. Die beiden Strähnen des Knotens in eine Hand nehmen. Mit der anderen Hand an der linken Seite des Kopfes eine neue Strähne anheben.

4. Aus beiden Strähnen wieder einen Knoten binden und festziehen.

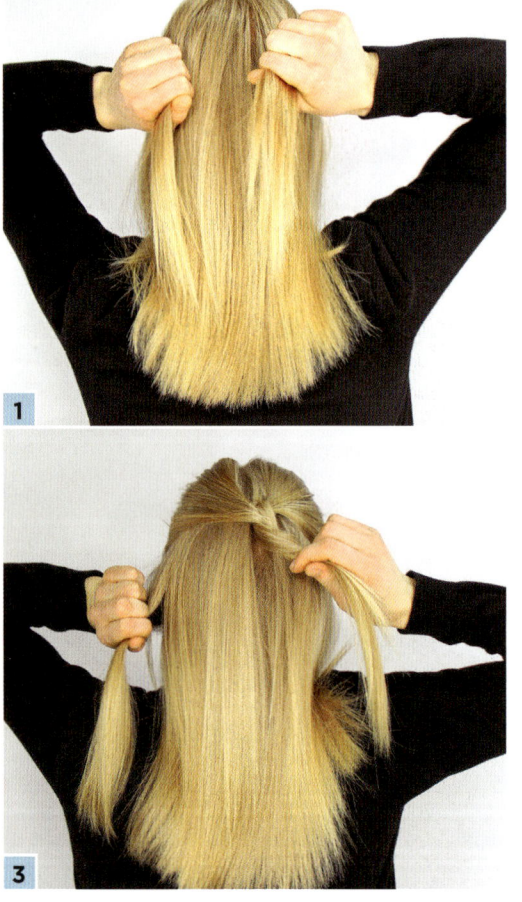

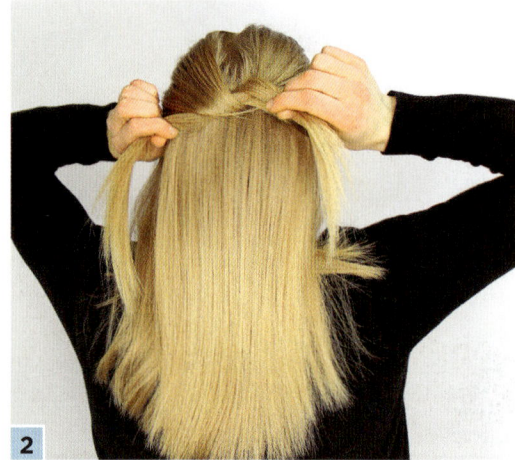

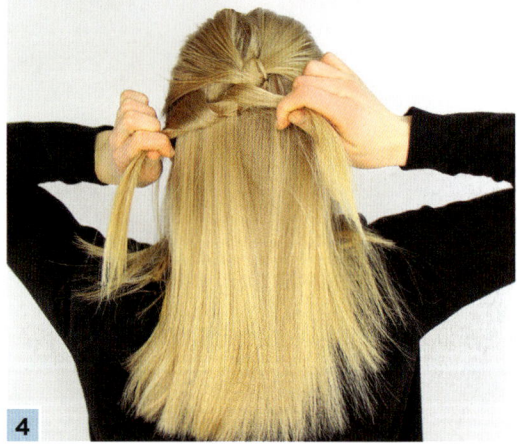

5. Schritt 3 und 4 wiederholen und einen dritten Knoten binden.

6. Hinter dem rechten Ohr eine 5 cm breite Strähne anheben und diese mit den beiden Strähnen des dritten Knotens zu einem vierten Knoten verknüpfen.

7. Die übrigen noch herabhängenden Haare anheben. Die Enden des vorherigen Knotens in die andere Hand nehmen und einen letzten Knoten binden.

8. Die Enden des letzten Knotens nach innen einschlagen und die Haarspitzen der herabhängenden Haare darunterschieben. Den Knoten mit Haarklemmen gut feststecken. Die fertige Frisur mit Haarspray fixieren und die einzelnen Knoten mit den Händen vorsichtig glätten.

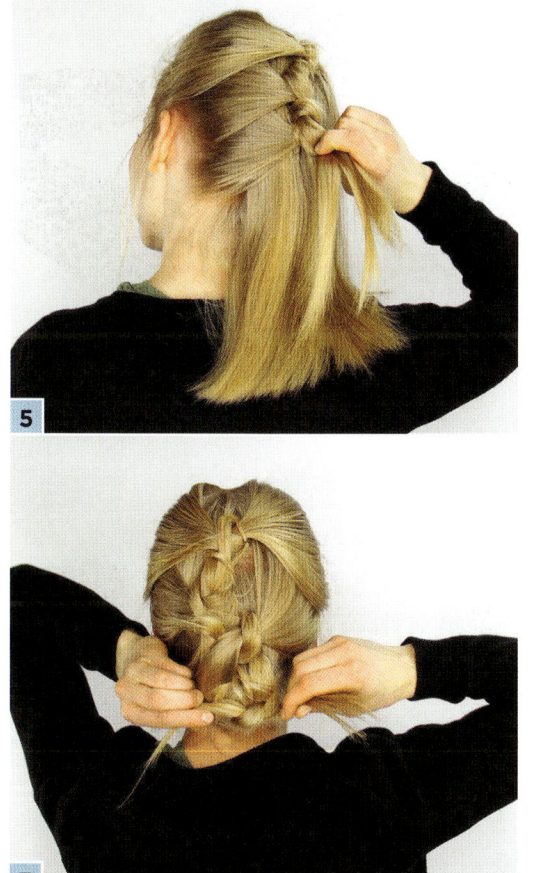

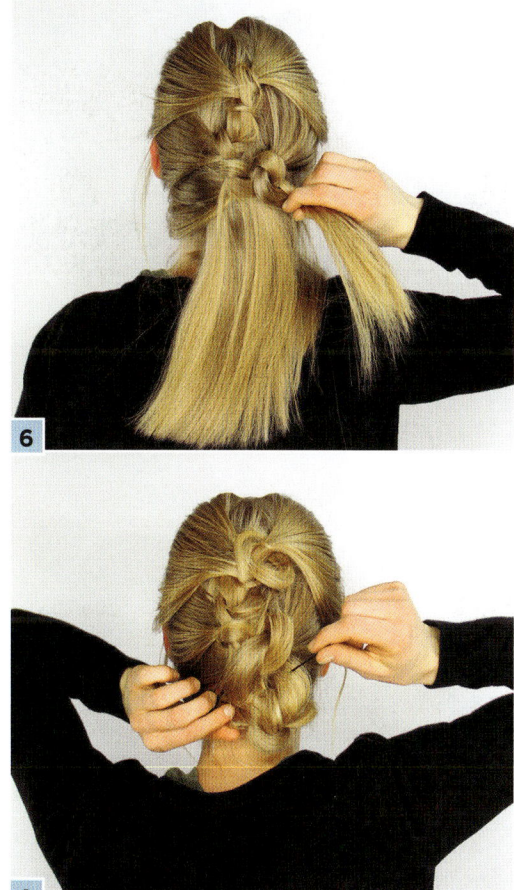

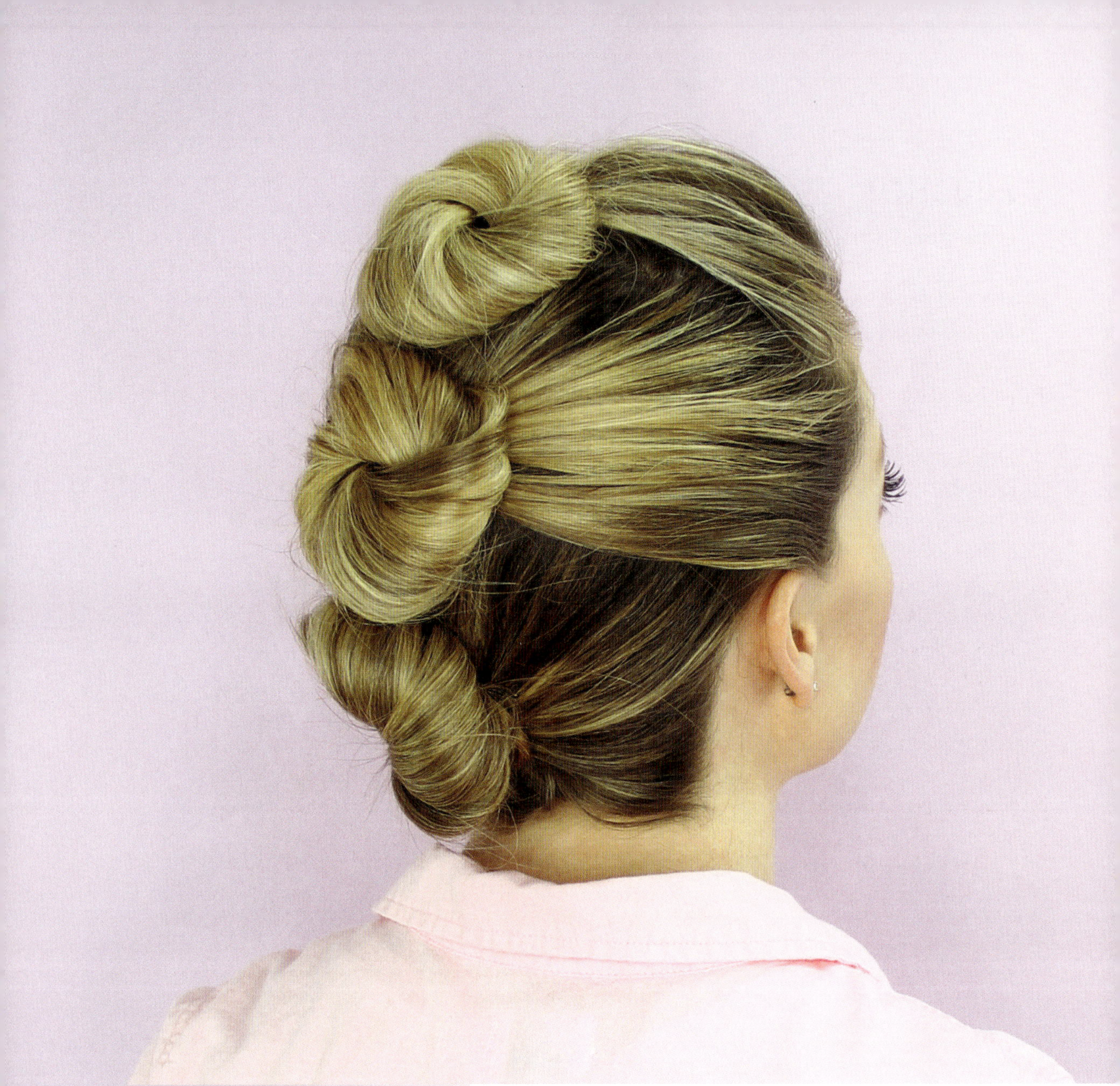

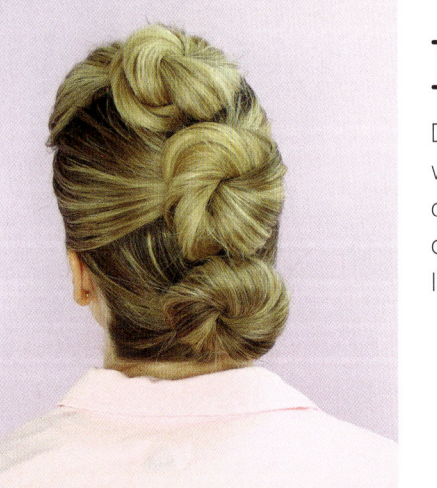

Knoten-Trio

Diese originelle Frisur hält am besten, wenn die letzte Haarwäsche ein bis zwei Tage zurückliegt. Gewellte Haare stören dabei auch nicht. Sie ist so schnell und einfach zu stylen, dass du dich fragen wirst, warum du nicht schon selbst auf diese Idee gekommen bist.

ZUBEHÖR

» Haarspray für starken Halt
» Weitzinkiger Kamm
» 3 transparente Haargummis
» 9–12 Haarklemmen

1. Die vordere Haarpartie von Schläfe zu Schläfe abteilen und mit Haarspray einsprühen. Die Haare sorgfältig kämmen, dann die Partie mit einem transparenten Haargummi zusammenbinden.

2. Die abgebundene Partie in sich drehen und direkt über dem Haargummi zum Knoten legen. Mit einigen Haarklemmen unsichtbar feststecken. Den Knoten mit Haarspray fixieren und abstehende Härchen mit den Händen glätten.

3. Eine weitere Partie oberhalb der Ohren abteilen, zum Hinterkopf führen und mit Haarspray einsprühen. Die Haarpartie sorgfältig kämmen, dann mit einem transparenten Haargummi zusammenbinden.

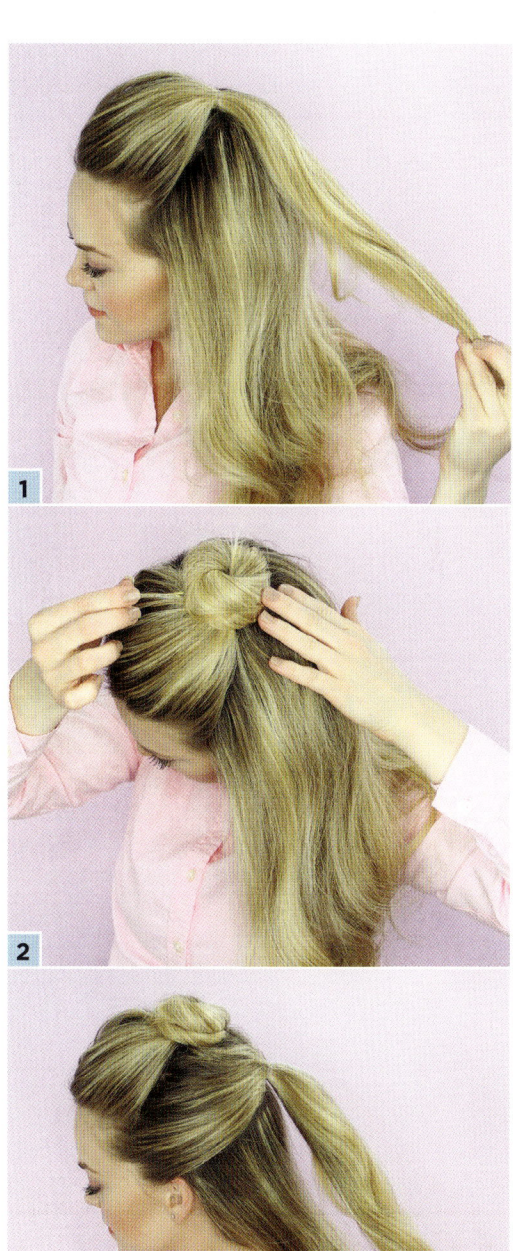

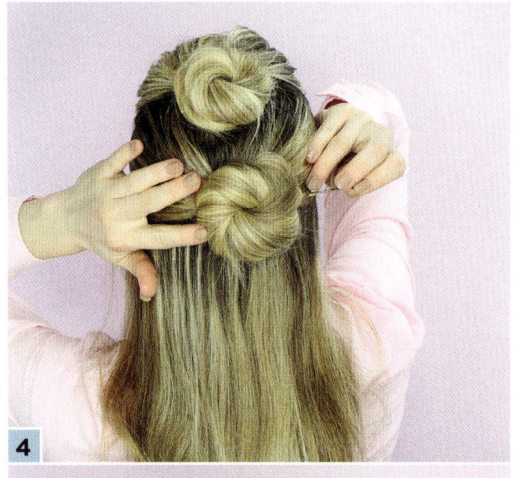

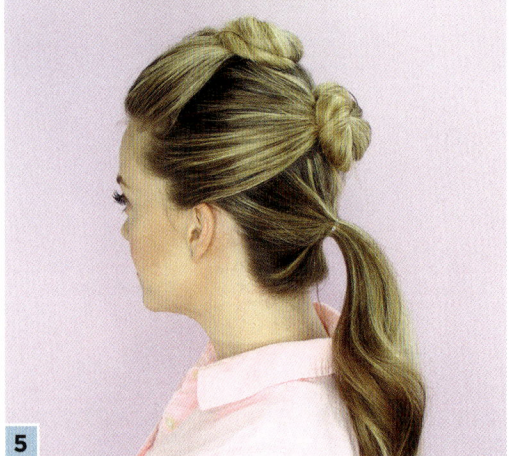

4. Die abgebundene Partie wieder in sich drehen und direkt über dem Haargummi zum Knoten legen. Den Knoten mit einigen Haarklemmen unsichtbar feststecken und mit Haarspray fixieren. Abstehende Härchen mit den Händen glätten.

5. Die übrigen Haare mit Haarspray einsprühen und kämmen, dann mit einem transparenten Haargummi zusammenbinden. Einen dritten Knoten legen und unsichtbar feststecken. Zuletzt die ganze Frisur mit Haarspray fixieren und abstehende Härchen mit den Händen glätten.

CLEVER!

Versuche, die Abstände zwischen den Knoten möglichst gering zu halten. Die fertigen Knoten kannst du mit den Fingern etwas fülliger aufzupfen.

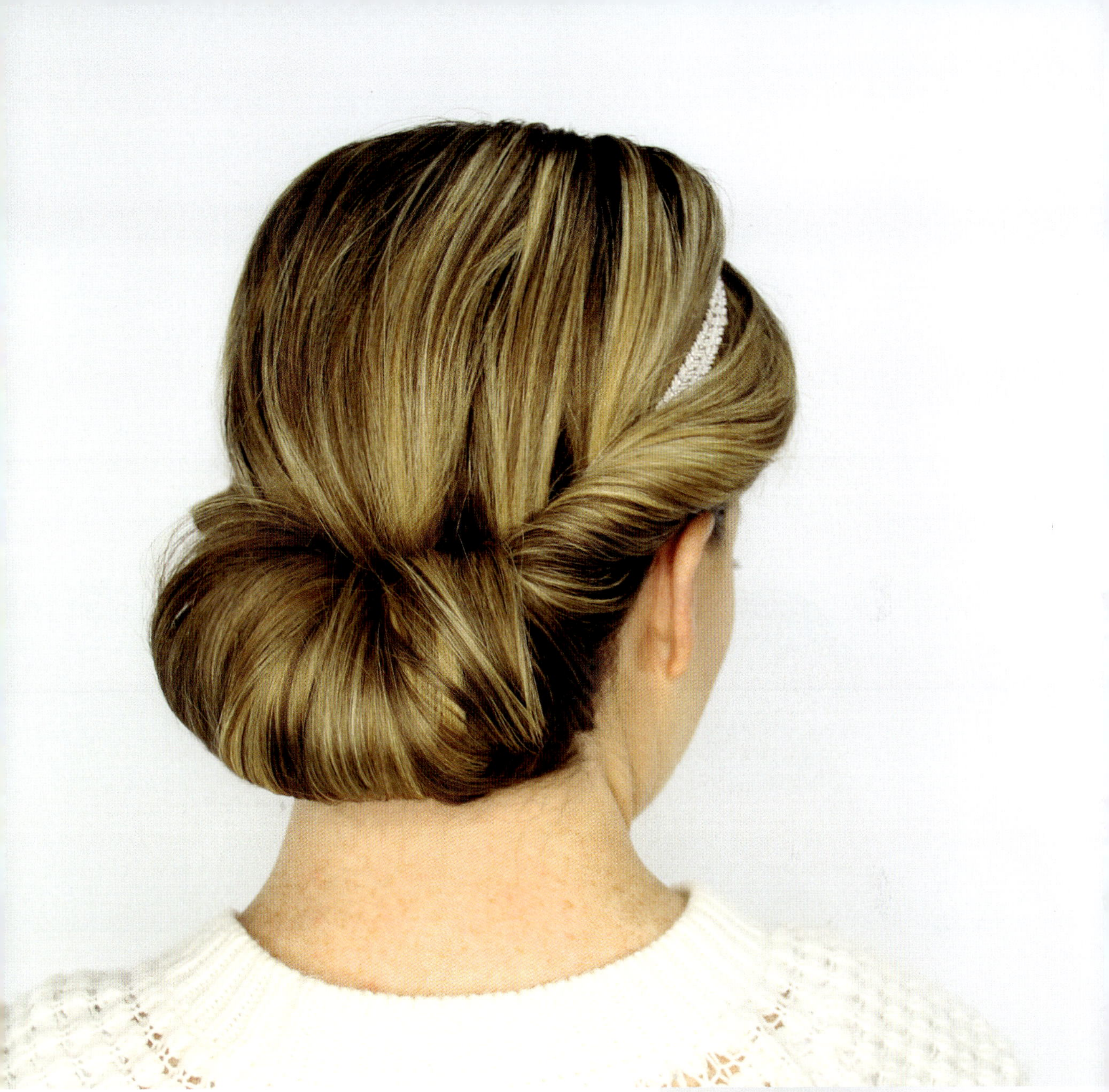

Einschlag mit Stirnband

Diese hübsche Frisur ist schnell gemacht und sehr praktisch für den Alltag. Wenn Sie das schlichte Stirnband gegen ein edel glitzerndes Modell austauschen, passt die Frisur auch zum Abendkleid. Vielseitiger geht es nicht!

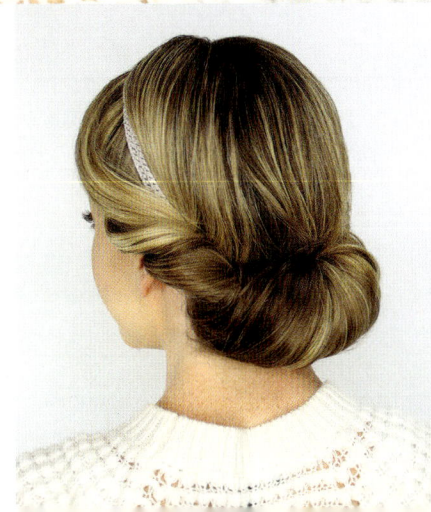

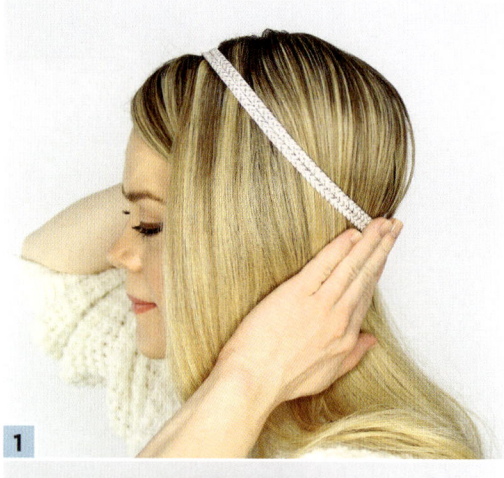

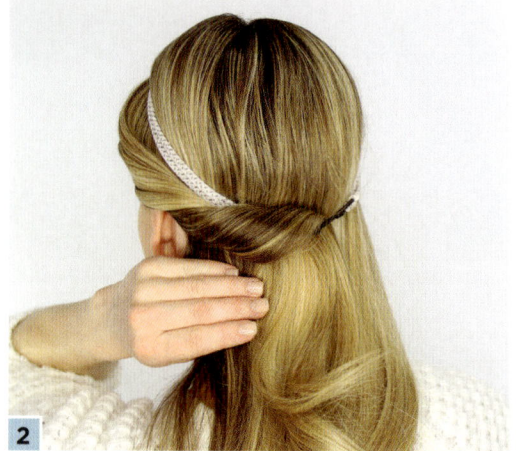

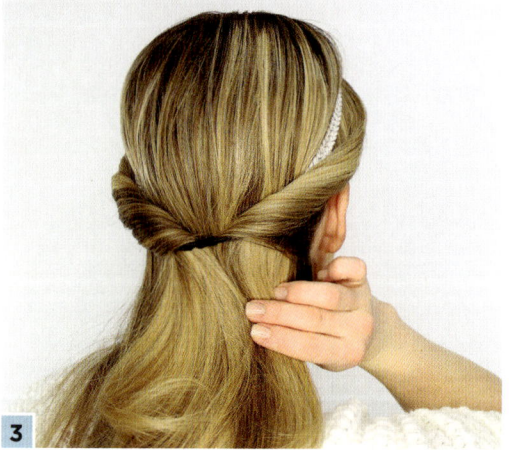

ZUBEHÖR

» Weitzinkiger Kamm
» Haarspray für mittleren Halt
» 1 elastisches Stirnband
» 1 transparentes Haargummi

1. Die Haare kämmen und mit Haarspray einsprühen, damit sie schön glatt anliegen. Ein elastisches Stirnband um den Kopf legen und bis etwa 2,5 cm über dem Nacken hinunterschieben.

2. Eine Strähne oberhalb der linken Schläfe abteilen und von oben nach unten um das Stirnband wickeln. Die Strähne nach unten ziehen, dann kämmen, um sie zu glätten.

3. Eine Strähne oberhalb der rechten Schläfe abteilen, ebenfalls um das Stirnband legen und kämmen.

4. Die herabhängende Haarpartie kämmen, mit Haarspray einsprühen und nochmals kämmen. 10 cm über den Haarspitzen mit einem transparenten Haargummi zusammenbinden.

5. Das zusammengebundene Ende unter das Stirnband schieben. So entsteht eine Rolle. Zum Schluss alles mit Haarspray fixieren.

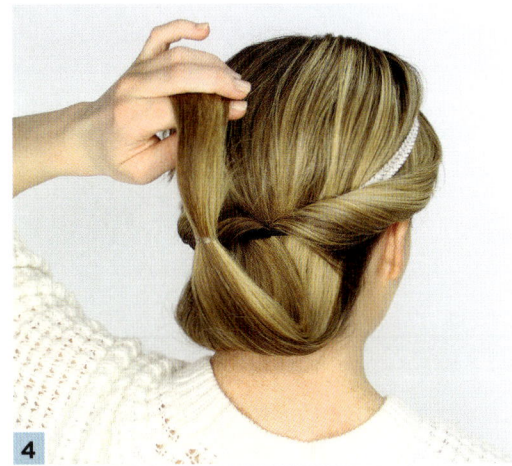

CLEVER!

Damit das Stirnband nicht verrutscht, fixiere es mit Haarklemmen. Du kannst es auch vor dem Anlegen mit Haarspray einsprühen, dann ist es nicht so rutschig.

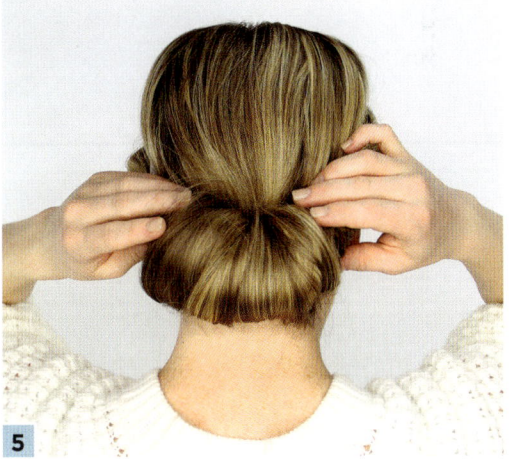

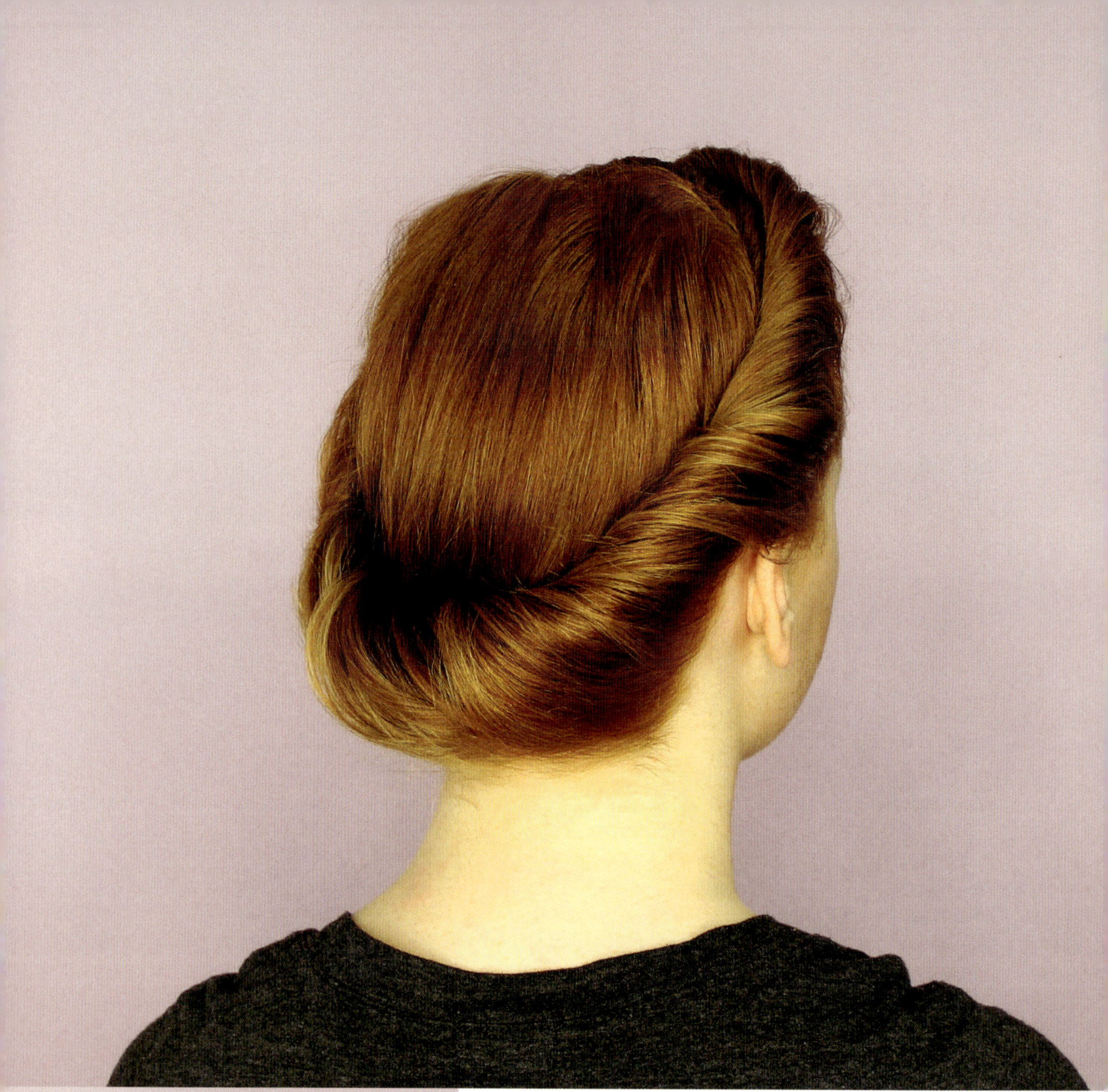

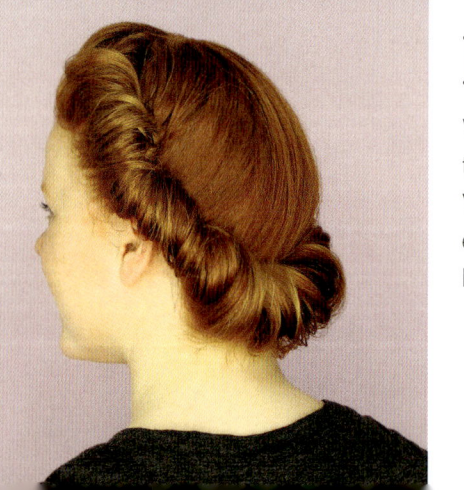

Rundum-Rolle

Wenn du klassische Flechtkronen magst, aber beim Flechten nicht so viel Talent besitzen, gefällt dir vielleicht diese Variante, die ohne Zöpfe auskommt. Die Haare werden nur eingedreht und mit einigen Haarklemmen fixiert. So hält die Frisur lange und du siehst den ganzen Tag gut aus.

ZUBEHÖR

» Weitzinkiger Kamm
» Haarspray für starken Halt
» 3–5 Haarklemmen

1. Die Haare kämmen und die Haare am Oberkopf mit Haarspray einsprühen. Nochmals kämmen, um fliegende Härchen zu bändigen. Auf der linken Seite einen Scheitel ziehen. Rechts vom Scheitel eine Haarsträhne anheben und zum Hinterkopf eindrehen. Die Haare weiter eindrehen, bis das rechte Ohr erreicht ist. Dabei allmählich weitere Haarsträhnen hinzunehmen.

2. Die rechte Haarpartie auf diese Weise bis zum Nacken eindrehen. Dann die Haare an der linken Seite Richtung Oberkopf eindrehen.

3. Die Enden der eingedrehten Haare auf dem Oberkopf unter den Anfang der Rolle schieben.

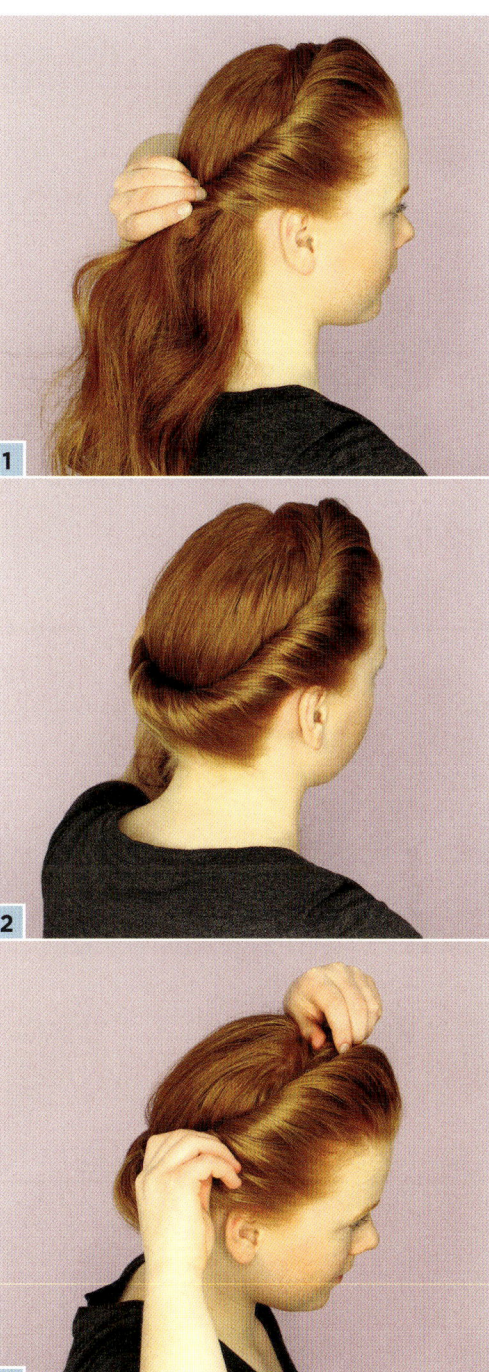

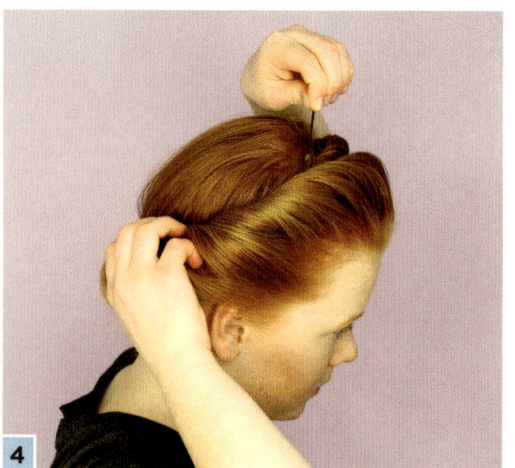

4. Die Haarspitzen mit Haarklemmen unter der Rolle feststecken. Dann die Frisur großzügig mit Haarspray fixieren.

CLEVER!

Jede Partie kämmen, bevor sie in die Rolle integriert wird. Dadurch sieht die Rolle glatt und ordentlich aus.

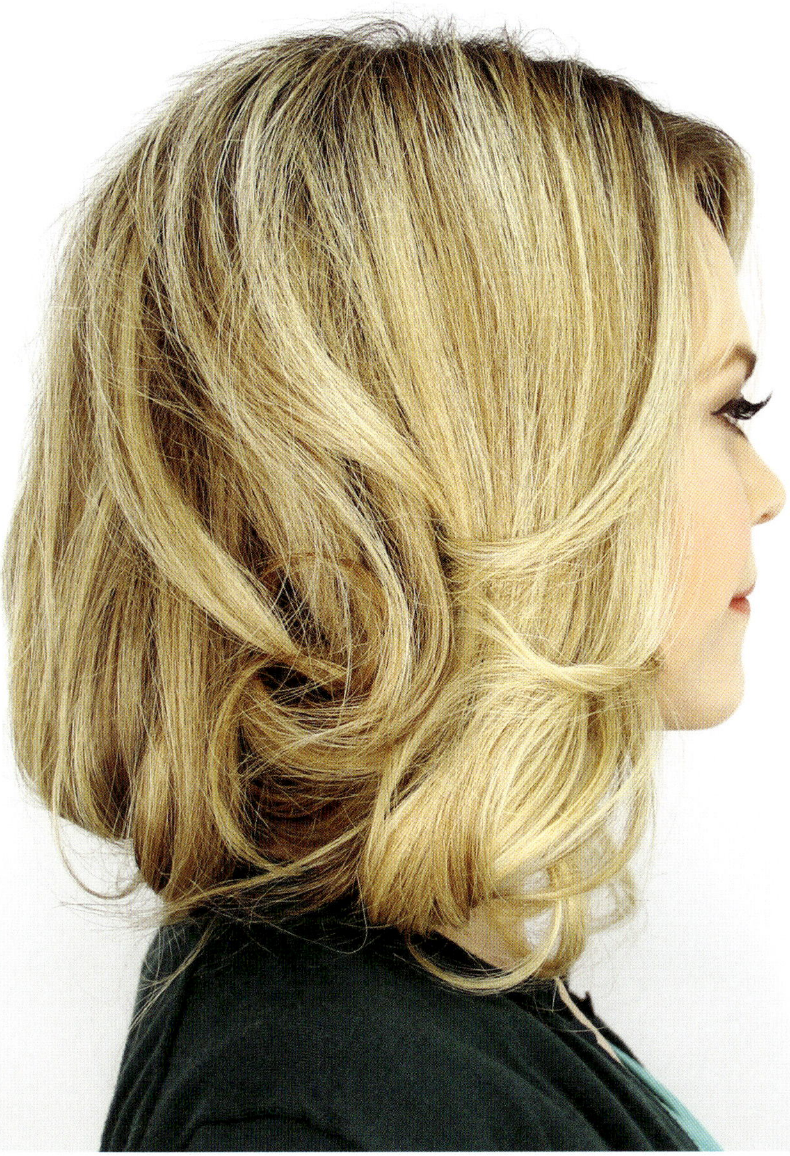

Falscher Bob

Hättest du gerne einen Bob, kannst dich aber nicht dazu überwinden, die Haare abschneiden zu lassen? Dann versuche es doch einmal mit dieser »Mogelpackung«: Schulterlange Haare, ohne dass die Schere dabei zum Einsatz kommt!

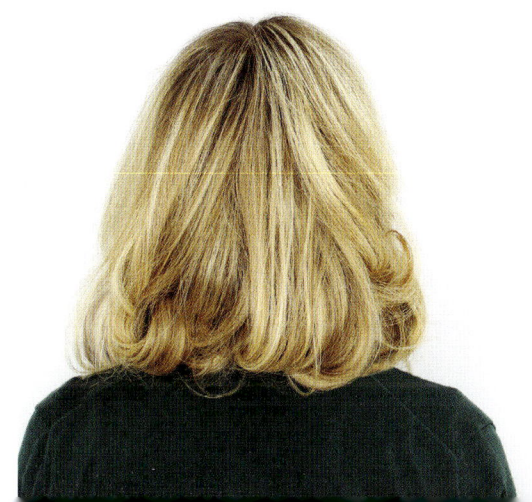

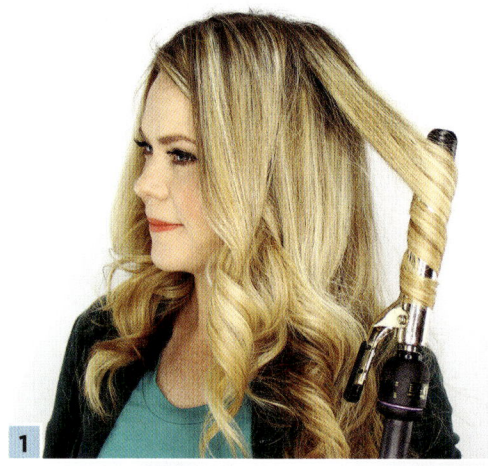

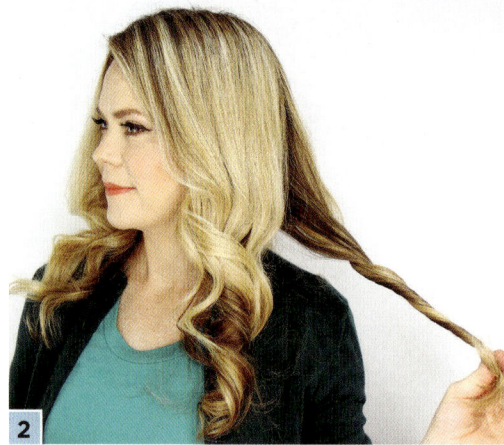

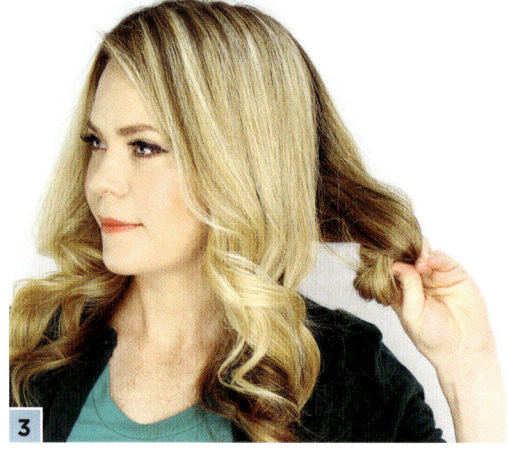

ZUBEHÖR

» Kleiner Lockenstab (2,5 cm Ø)
» 6–8 Haarklemmen
» Haarspray für flexiblen Halt

1. Mit einem kleinen Lockenstab alle Haare vom Gesicht weg in spiralförmige Locken legen.

2. Am Hinterkopf etwas links von der Mitte eine 5 cm breite Strähne abteilen und nach oben leicht eindrehen. So lässt sie sich im nächsten Schritt leichter einrollen.

3. Die Strähne zum Nacken hin nach innen einrollen, sodass ein spiralförmiger Mini-Knoten entsteht.

4. Den kleinen Knoten mit Haarklemmen am Haaransatz im Nacken feststecken. Die Haarklemmen sollten unter dem Haar versteckt sein.

5. Weitere Strähnen abteilen, ebenso einrollen und am Haaransatz feststecken.

6. Damit die kleinen Knoten sicher halten, fixiere jeden mit zwei Haarklemmen, die du über Kreuz einsteckst. Die fertige Frisur mit Haarspray fixieren und mit den Fingern darüberstreichen, um abstehende Härchen zu glätten.

CLEVER!

Die Frisur bekommt mehr Volumen, wenn du die Haare am Hinterkopf zuerst etwas toupierst. Erst dann mit dem Lockenstab stylen.

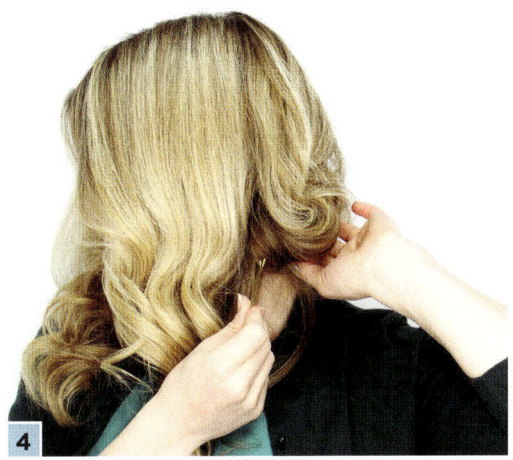

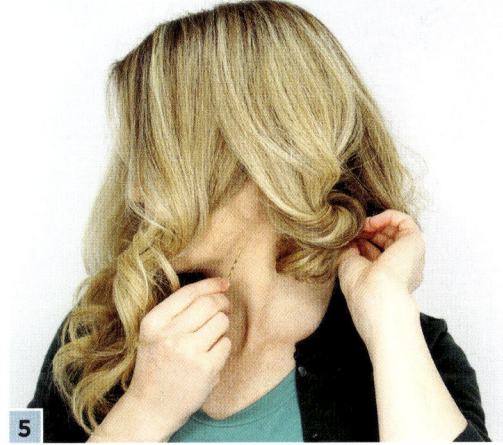

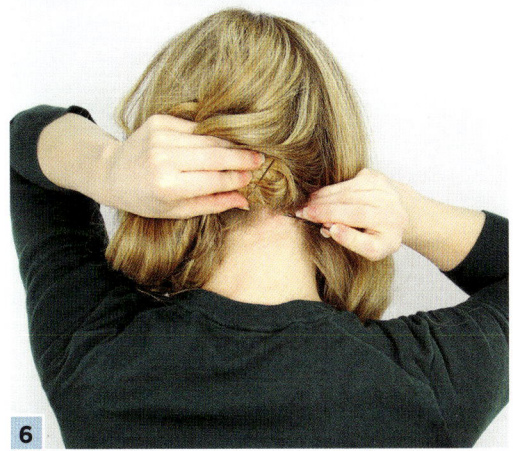

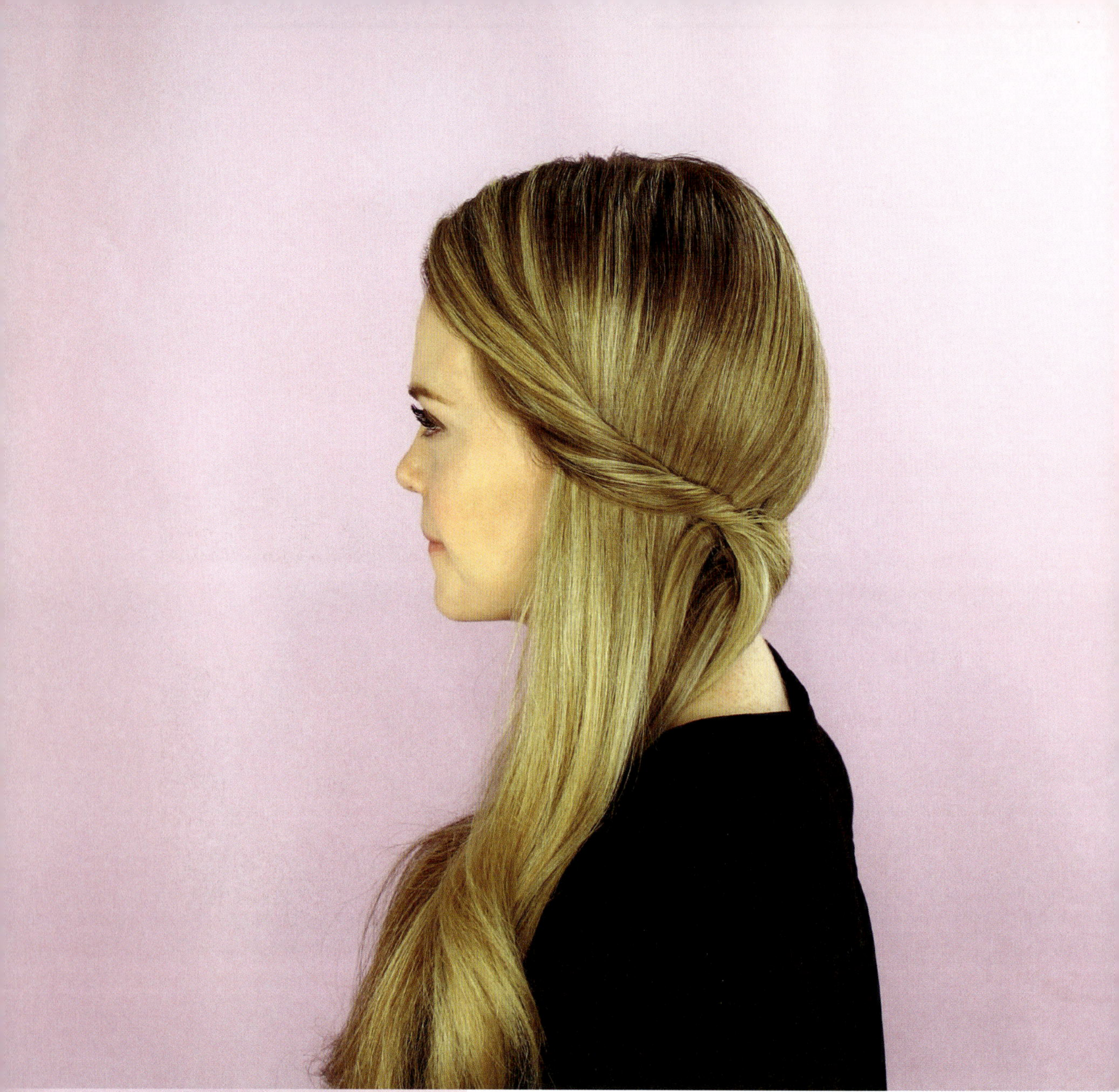

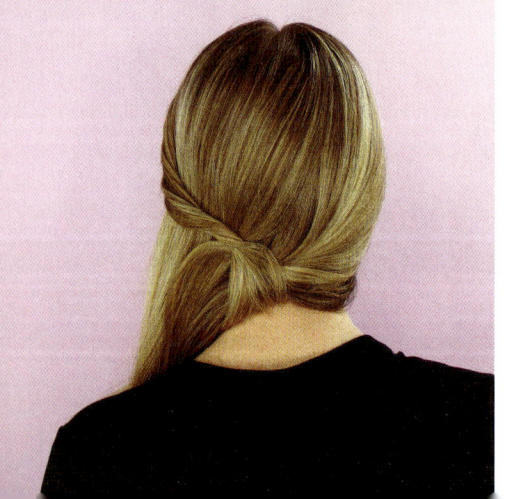

Gebändigt

Diese Frisur ist eine tolle Lösung, um lange Haare offen zu tragen und dennoch locker zusammenzuhalten. Die Haarsträhnen sind im Handumdrehen gezwirbelt und zusammengesteckt. Wenn du die Haarspitzen noch mit einem Lockenstab stylst, kannst du mit dieser Frisur auch auf eine Party gehen.

ZUBEHÖR

» Weitzinkiger Kamm
» 4–6 Haarklemmen
» Haarspray für mittleren Halt

1. Alle Haare über die linke Schulter nach vorn kämmen. Hinter dem rechten Ohr eine Strähne abtrennen und nach links führen. Dabei die Strähne eindrehen, bis das linke Ohr erreicht ist.

2. Eine Haarklemme senkrecht in die gedrehte Strähne schieben und dann zum rechten Ohr drehen, sodass sie waagerecht sitzt. So fixiert sie die Strähne zuverlässig. Falls nötig, die Strähne mit zwei bis drei weiteren Haarklemmen befestigen.

3. Eine dünne Strähne am vorderen Haaransatz vor dem linken Ohr abteilen und auf ganzer Länge von unten nach oben eindrehen. Dabei die Strähne zum Hinterkopf führen.

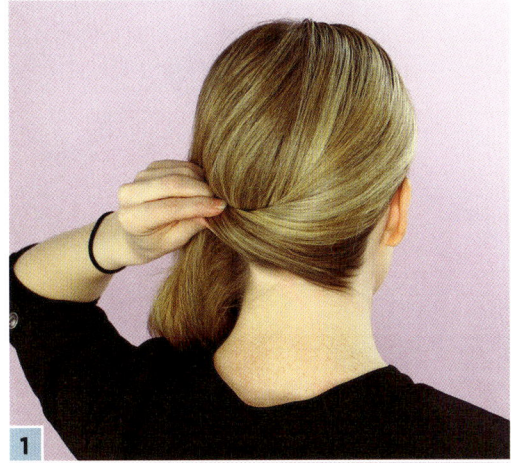

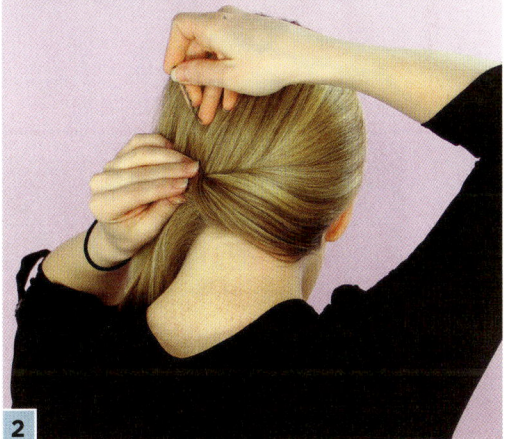

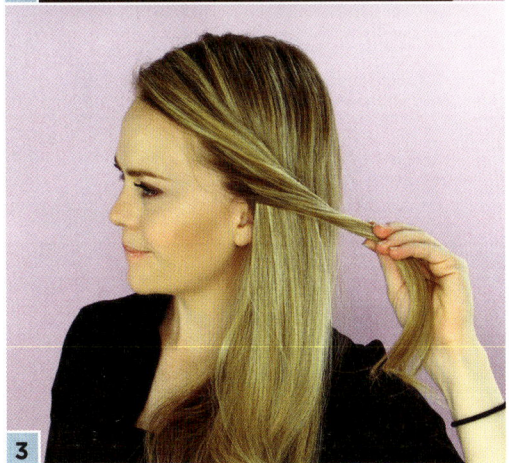

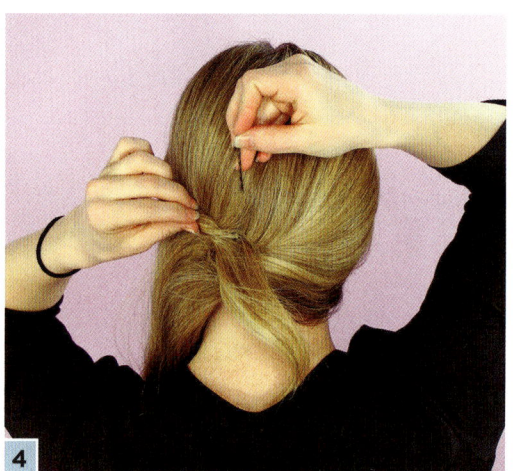

4. Die zweite Strähne mit der ersten gedrehten Strähne kreuzen, dann feststecken.
Die Frisur mit Haarspray fixieren und die
herabhängenden Haare nach vorn legen.

CLEVER!

Du kannst die Haarspitzen zum Schluss
zusätzlich noch mit einem Lockenstab
stylen. Verwende für kleine Locken einen
Lockenstab mit 2,5 cm Ø und für größere
einen Lockenstab mit 3–4 cm Ø. Oder du
toupierst vor dem Frisieren die Haare am
Hinterkopf leicht an, um mehr Volumen zu
gewinnen.

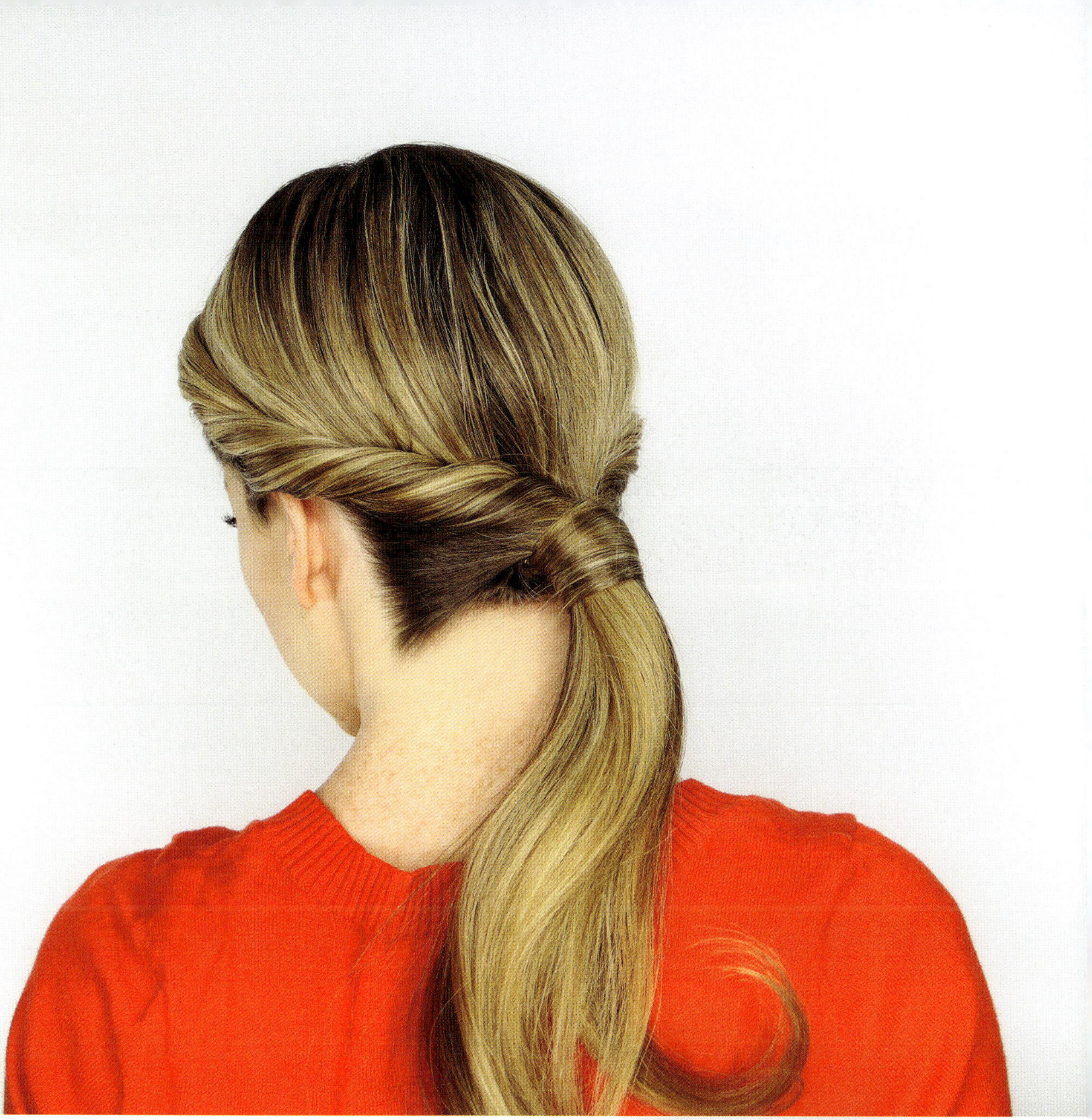

Umwickelter Pferdeschwanz

Die Zeit drängt, du hast keine kreative Styling-Idee, und dann läuft es auf einen Pferdeschwanz hinaus. Kennst du das? So muss es nicht sein, denn die beiden Drehungen für diese Frisur sind in wenigen Sekunden fertig – so kommt mehr Abwechslung in deinen Alltag!

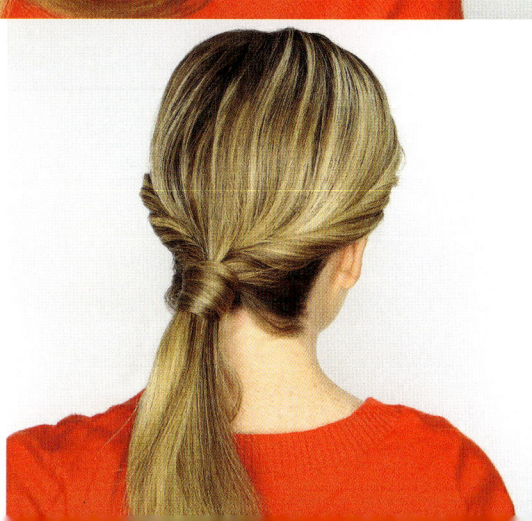

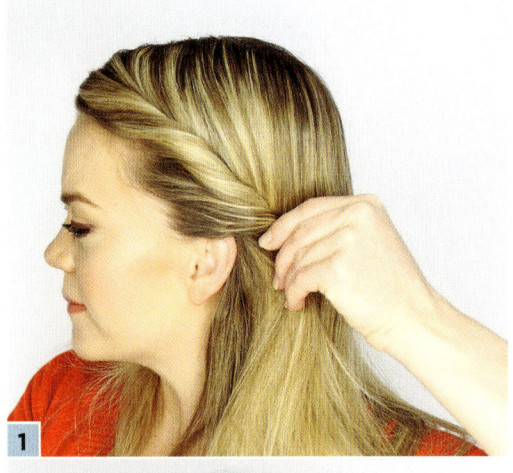

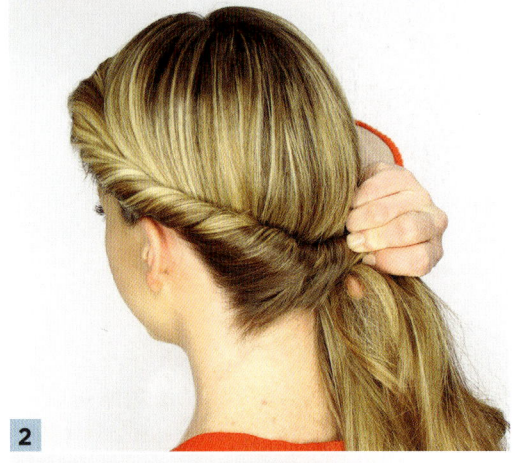

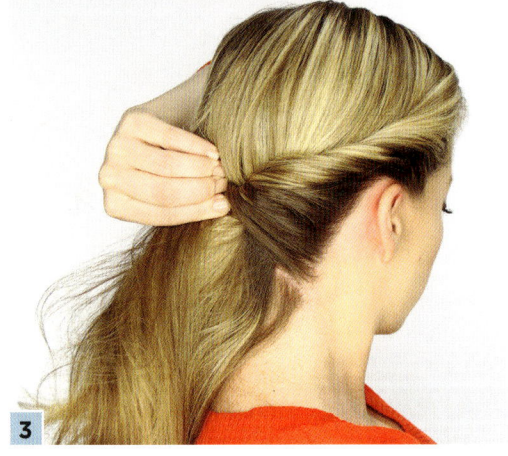

ZUBEHÖR

» Weitzinkiger Kamm
» Haarspray für mittleren Halt
» 1 transparentes Haargummi
» 3–4 Haarklemmen

1. Die Haare kämmen, um sie zu glätten. Die Haarpartie am Oberkopf mit Haarspray einsprühen und kämmen. Links vom Scheitel eine 2,5 cm breite Strähne abteilen und nach oben drehen. Nach und nach mehr Haarsträhnen hinzunehmen und die Strähne eindrehen, bis das linke Ohr erreicht ist.

2. Die Strähne weiter bis zum Nacken eindrehen und dort mit einigen Haarklemmen dicht am Kopf feststecken.

3. Nun auf der anderen Seite des Scheitels eine Strähne abteilen und ebenso eindrehen. Dann auch diese Strähne im Nacken feststecken.

4. Die beiden gedrehten Strähnen tief im Nacken mit einem transparenten Haargummi zu einem Pferdeschwanz zusammenbinden.

5. Den Pferdeschwanz kämmen. Eine dünne Strähne von seiner Unterseite abteilen und um das Haargummi wickeln, sodass es verdeckt wird.

6. Das Ende der gewickelten Strähne feststecken, dabei die Haarklemme in die Mitte des Pferdeschwanzes schieben, damit sie nicht zu sehen ist. Die Frisur mit etwas Haarspray fixieren und mit den Händen glätten.

CLEVER!

Du kannst die Spitzen des Pferdeschwanzes noch mit einem Lockenstab stylen.

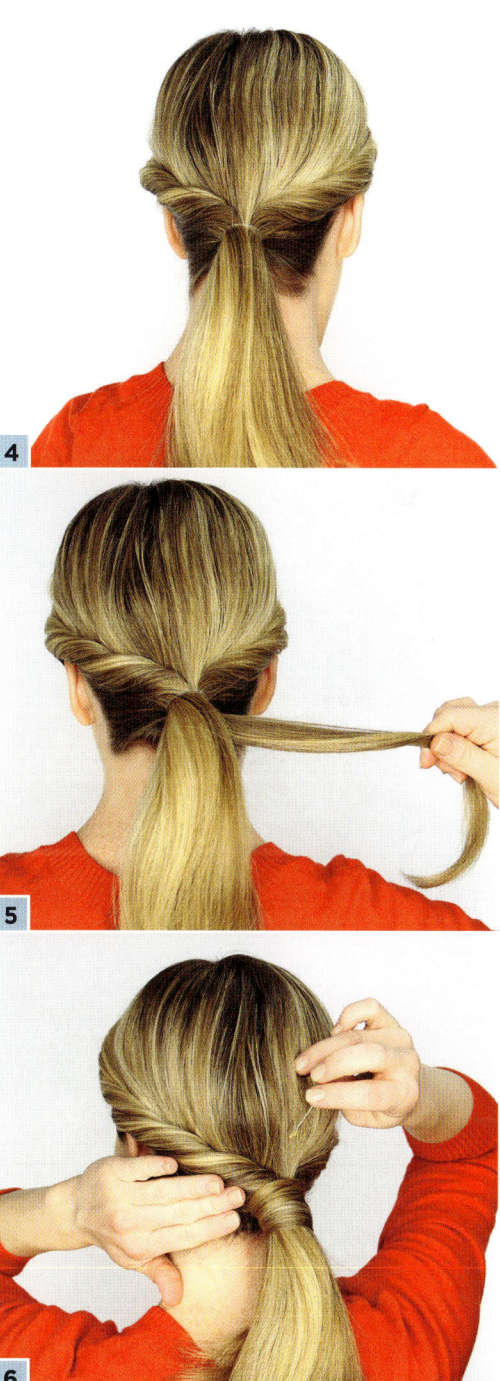

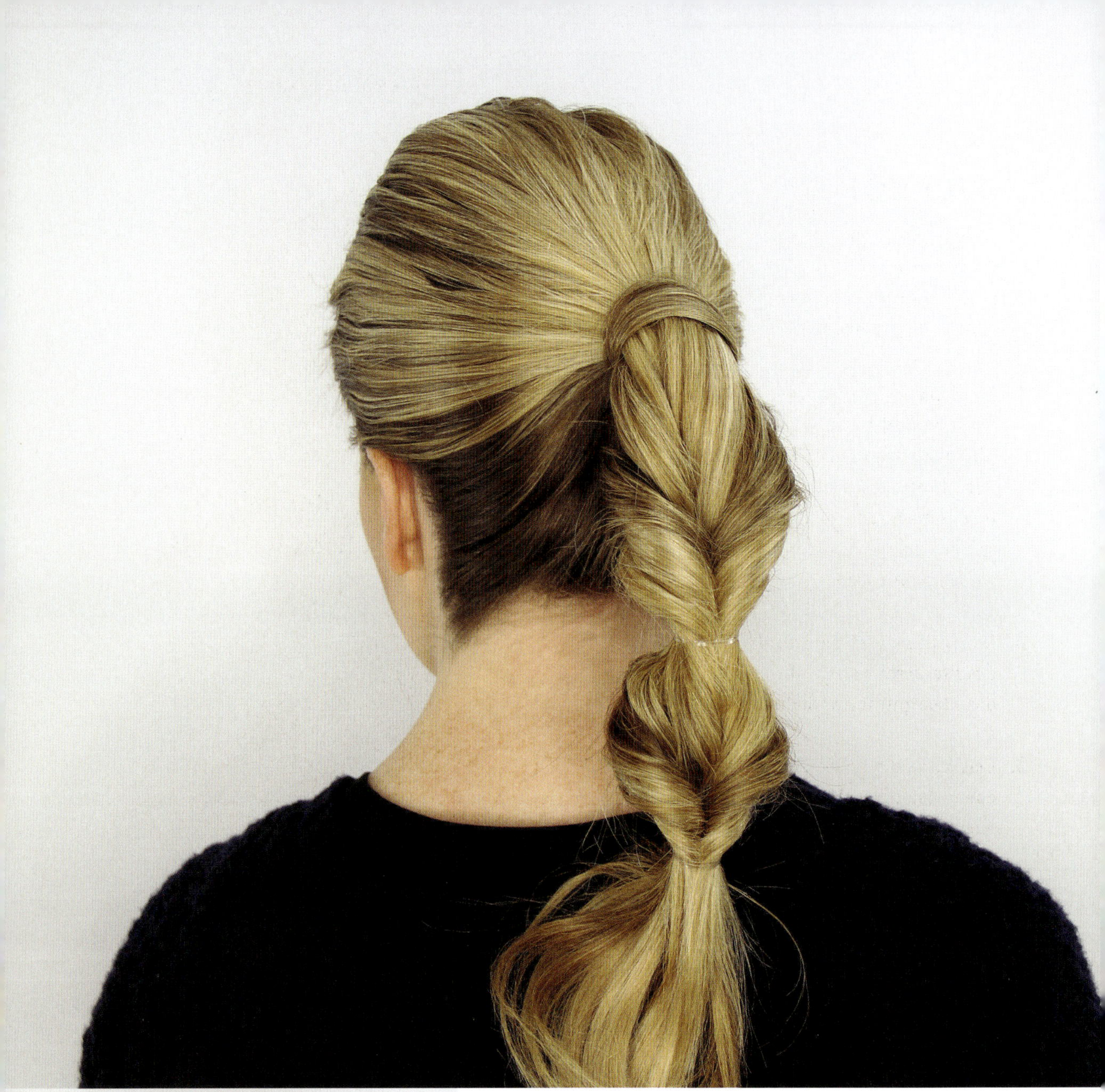

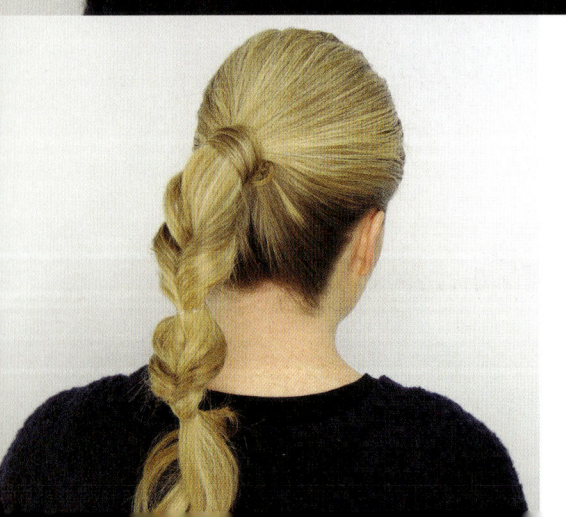

Pferdeschwanz mit Twists

Eine interessante Variante des typischen Pferdeschwanzes. Du benötigst dafür nur einige Haargummis und mit wenigen Handgriffen hast du eine hübsche, alltagstaugliche Frisur. Du brauchst ja niemandem zu verraten, wie schnell und einfach sie nachzumachen ist ...

ZUBEHÖR

» Weitzinkiger Kamm
» Haarspray für mittleren Halt
» 3 transparente Haargummis
» 1–2 Haarklemmen

1. Die Haare kämmen, mit Haarspray einsprühen und noch einmal kämmen, damit
   die Frisur schön glatt wird. Alle Haare
   nach hinten kämmen und knapp oberhalb der Ohren mit einem transparenten Haargummi zu einem Pferdeschwanz
   zusammenbinden.

2. Eine dünne Strähne von der Unterseite
   des Pferdeschwanzes abtrennen und um
   das Haargummi wickeln.

3. Das Ende der gewickelten Strähne mit
   einer Haarklemme feststecken. Die
   Klemme in den Pferdeschwanz schieben,
   damit sie nicht zu sehen ist.

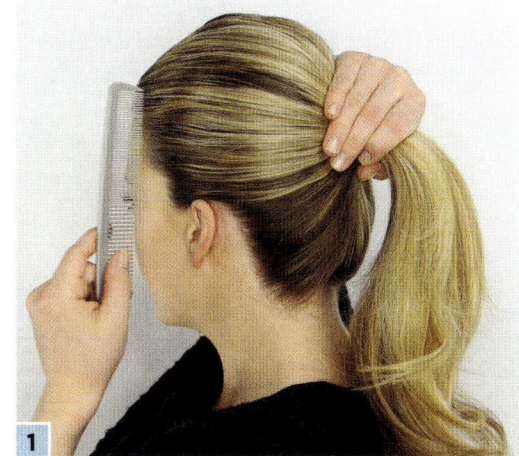

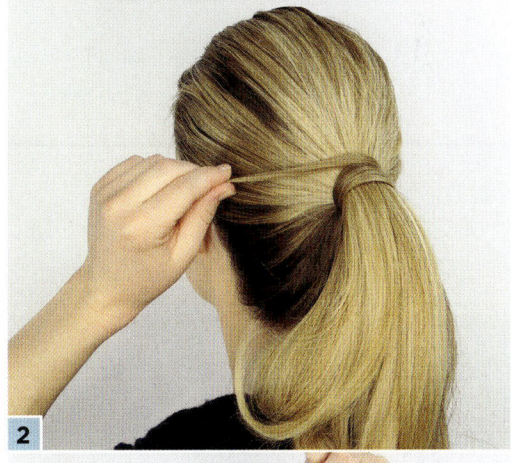

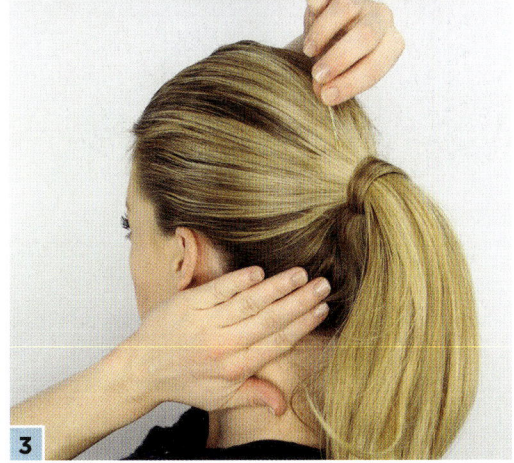

4. Etwa 5–8 cm tiefer den Pferdeschwanz mit einem weiteren transparenten Haargummi zusammenbinden.

5. Die Haare oberhalb des Gummibands teilen.

6. Den Pferdeschwanz durch die Lücke schieben und nach unten ziehen. Schon ist der erste Twist fertig.

7. Etwa 5–8 cm tiefer den Pferdeschwanz wieder mit einem transparenten Haargummi zusammenhalten.

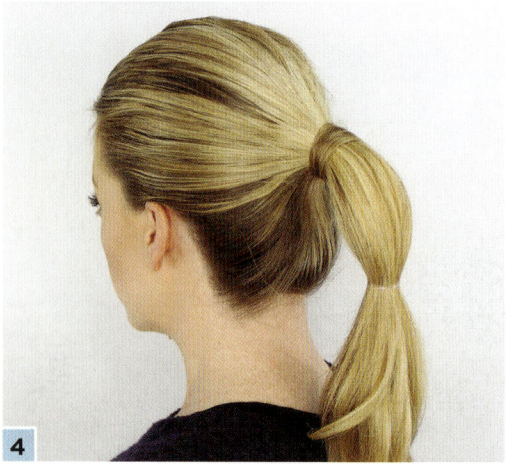

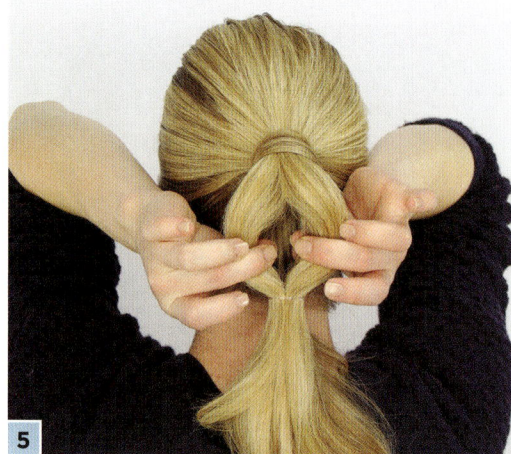

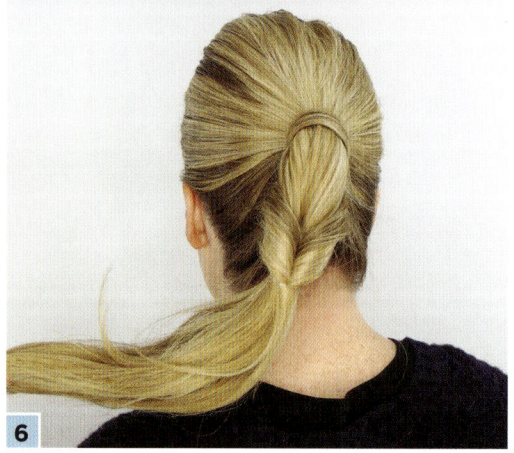

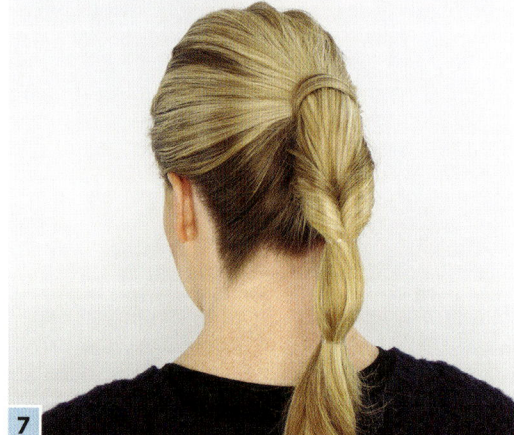

8. Für den zweiten Twist die Haare wieder oberhalb des zweiten Gummibandes teilen, den Pferdeschwanz hindurchschieben und nach unten ziehen.

9. Die beiden Twists etwas aufzupfen und die fertige Frisur mit Haarspray fixieren.

CLEVER!

Zum Schluss kannst du die Haarspitzen noch mit einem Lockenstab stylen.

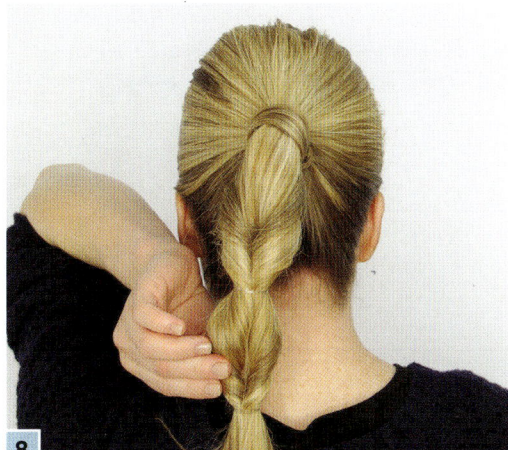

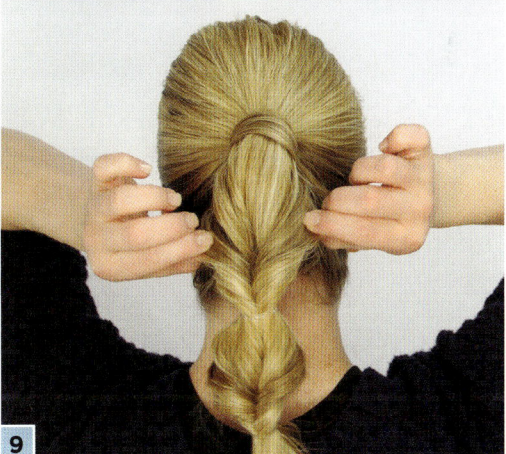

Register

Hinweis: *Kursiv* gedruckte Seitenangaben verweisen auf einzelne Frisuren.

A

Abstehende Haare 12
Ährenzopf, Knoten & *87–92*

B

Bauernzopf & Knoten *68–71*
Bauschiger Knoten *21–23*
Bob, falscher *127–129*
Bürsten 6
    Paddle Brush 6
    Toupierbürste 6

C

Clips, Haar- 7

D

Doppelt gewickelt *51–54*
Donut, Haar- 7
    Donut-Knoten *15–17*

Doppelt gewickelt *51–54*
    Knoten & Seitenzöpfe *80–83*
Donut-Knoten *15–17*

E

Einschlagknoten, kleiner *55–57*
Einschlag mit gedrehtem Zopf *97–101*
Einschlag mit Stirnband *121–123*
Elastisches Stirnband 7
Elegante Schnecke *64–66*
Endlos-Knoten *28–30*
Extras, nützliche 7–8

F

Falscher Bob *127–129*
Feine Haare, Struktur für 12–13 *siehe auch*
    Locken stylen
Flämisch geflochten *76–79*
Flämischer Zopf *siehe* Flämisch geflochten;
    Knoten & Seitenzöpfe
Flechtfrisuren 67–95

Bauernzopf & Knoten *68–71*

Flämisch geflochten *76–79*

Geflochten & verschlungen *72–75*

Knoten & Ährenzopf *87–92*

Knoten & Seitenzöpfe *80–83*

Seitenknoten mit Zopf *93–95*

Zopfschnecke *84–86*

G

Gebändigt *130–132*

Gedrehte Knoten *siehe auch* Geknotet, gedreht
   & verschlungen

   Gedrehter Drilling *32–35*

   Gedrehter Knoten *18–20*

   Knoten mit Kordeln *24–27*

   Schnell gedreht *61–63*

Gedrehter Drilling *32–35*

Gedrehtes Stirnband, *112–114*

Geflochten & verschlungen *72–75*

Geflochtener Kordelknoten *40–42*

Geknotet, gedreht & verschlungen *96–139*

   Einschlag mit gedrehtem Zopf *97–101*

   Einschlag mit Stirnband *121–123*

   Falscher Bob *127–129*

   Gebändigt *130–132*

   Gedrehtes Stirnband *112–114*

   Klassischer Einschlag *102–104*

   Knoten en masse *105–107*

   Knoten-Trio *118–120*

   Pferdeschwanz mit Twists *136–139*

   Rundum-Rolle *124–126*

   Total verknotet *115–117*

   Twists & Knoten *108–111*

   Umwickelter Pferdeschwanz *133–135*

Glanzserum *8*

Glätteisen *8*

Gummibänder *siehe auch* transparente Haargummis *und* Zopfgummis

H

Haarclips *7*

Haar-Donut *7*

Haargummis, transparente *6*

Haarklemmen *6*

Haaröl *8*

Haarspray

   Abstehende Haare *12*

   Flexibler Halt *7*

   Mittlerer Halt *7*

   Starker Halt *7*

   Toupieren *9*

Haarwachs *8*

Hitzeschutzserum *8*

Hohe Knoten *siehe auch* Flechtfrisuren; Hohe
   & mittelhohe Knoten

K

Kamm, weitzinkig *6*

Klassischer Einschlag *102–104*

Knoten & Ährenzopf *87–92*

Knoten & Seitenzöpfe *80–83*

Knoten en masse *105–107*

Knoten mit Ring *15–17*

Knoten, hohe & mittelhohe *14–30 siehe auch*
   Flechtfrisuren

   Bauschiger Knoten *21–23*

   Endlos-Knoten *28–30*

   Gedrehter Knoten *18–20*

   Knoten mit Kordeln *24–27*

Knoten mit Ring *15–17*
Knoten, tiefe *31–66*
Doppelt gewickelt *51–54*
Umwickelter Halbknoten *36–39*
Elegante Schnecke *64–66*
Gedrehter Drilling *32–35*
Kleiner Einschlagknoten *55–57*
Geflochtener Kordelknoten *40–42*
Schnell gedreht *61–63*
Schnelle Schlaufe *58–60*
Verschlungen *47–50*
Vielfach geknotet *43–46*
Knoten-Trio *118–120*

L

Locken stylen 9–10
Naturlocken 11
Lockenstab
Größen 8
Verwendung *siehe* Locken stylen
Lockige, krause & widerspenstige Haare 13

M

Mittelhohe Knoten *siehe* Knoten, hoch & mittelhoch

O

Öl, Haar- 8

P

Paddle Brush 6
Pferdeschwanz

Pferdeschwanz mit Twists *136–139*
Umwickelter Pferdeschwanz *133–135*

R

Rundum-Rolle *124–126*

S

Schlaufen
Kleiner Einschlagknoten *55–57*
Schnell gedreht *61–63*
Schnelle Schlaufe *58–60*
Verschlungen *47–50*
Schnecke, elegante *64–66*
Schnell gedreht *61–63*
Schnelle Schlaufe *58–60*
Seitenknoten mit Zopf *93–95*
Seitliche Zöpfe
Knoten & Seitenzöpfe *80–83*
Seitenknoten mit Zopf *93–95*
Serum, Glanz- 8
Serum, Hitzeschutz- 8
Shampoo, Trocken- 8
Stirnband
Elastisches 7
Gedrehtes *112–114*

T

Techniken 9–13
Abstehende Haare 12
Struktur für feine Haare 12–13
Locken stylen 9–10
Toupieren 9
Volumen für Zöpfe 11

Tiefe Knoten *siehe* Knoten, tiefe
Tipps & Tricks *siehe auch* Techniken
    Zubehör 6–8
    Techniken 9–13
Total verknotet *115–117*
Toupierbürste 6
Toupieren
    Bürste 6
    Technik 9
Transparente Haargummis 6
Trockenshampoo 8
Twists
    Twists & Knoten *108–111*
    Pferdeschwanz mit Twists *136–139*

U

Umwickelter Pferdeschwanz *133–135*
Umwickelter Halbknoten *36–39*

V

Verschlungen *47–50*
Vielfach geknotet *43–46*
Volumen für Zöpfe 11

W

Wachsspray 7
Weitzinkiger Kamm 6
Widerspenstige Haare 13

Z

Zöpfe
    Lockige, krause & widerspenstige Haare 13
    Mehr Volumen für Zöpfe 11
Zopfgummis 6
Zopfschnecke *84–86*
Zubehör 6–8
    Grundausstattung 6–7
    Nützliche Extras 7–8

Die Autorin

MELISSA COOK ist der kreative Kopf hinter dem Blog *Missy Sue*. Sie lebt mit ihrem Mann, ihrem Sohn Cohen und dem Yorkshire-Terrier Gucci im US-Bundesstaat Utah. Der Blog ist für sie eine Möglichkeit, ihre Kreativität zum Ausdruck zu bringen, und der erste Schritt in die berufliche Selbstständigkeit. Seit vier Jahren teilt Melissa dort Beauty- und Modetipps. Sie möchte ihren Leserinnen Mut machen, Freude an ihren Haaren zu finden, praktische Schminktechniken auszuprobieren und sich einfach etwas mehr Zeit für die Schönheit im Alltag zu nehmen. Auf ihrem YouTube-Kanal *www.youtube.com/msncook11* und auf *www.missysue.com* sind weitere Tipps und Video-Tutorials in englischer Sprache zu finden.